CW01522566

LE POUVOIR
MÉDICAL

Jean Judet   Raymond Vilain

LE POUVOIR MÉDICAL

ARTHAUD

© Les Éditions Arthaud, Paris 1986. Tous droits réservés
ISBN 2-7003-0564-7. Imprimé en France.

*A ceux qui nous ont
fait confiance.*

Raymond Vilain
Jean Judet

Raymond Vilain, par JEAN JUDET

Les yeux sont pétillants, le verbe animé : les idées jaillissent et se succèdent et, l'expression est toujours imagée. Raymond Vilain a un style inimitable, où se mélange des affirmations sérieuses et des mots d'esprit. A travers l'éclat de l'expression un élan, un enthousiasme tempéré par un équilibre et un bon sens venu du Berry, sa terre natale.

L'imagination est incontestablement la qualité la plus rare. Il la possède. Il est certes un plasticien de qualité mais, si la réfection d'une poitrine tombante s'inscrit comme une chirurgie d'agrément, son œuvre pour la chirurgie de la main est de première utilité. Des milliers de doigts sauvés grâce à la fondation S.O.S. Main qui est son œuvre et à laquelle il consacre le meilleur de son temps. Raymond est un chirurgien de haute qualité mais il est aussi un créateur et un animateur.

Cela n'est qu'une de ses faces. Il y a dans le privé, l'ami indéfectible. Ceux qui ont eu le privilège de passer avec lui des soirées où l'atmosphère lui plaisait, où il se sentait entouré de gens qu'il aimait, et, où il donnait libre cours à sa verve, ne peuvent oublier ces sketches éblouissants, mais jamais méchants, qui sont sa création. J'ai toujours pensé que, s'il avait voulu, cédant aux sollicitations, faire une carrière d'artiste, Jean Rigaud aurait eu l'air d'un apprenti.

Voici l'esquisse de ce personnage d'exception, telle que je la vois.

4

Jean Judet, par RAYMOND VILAIN

Avec un peu de malchance je n'aurais pu rencontrer Jean Judet qu'en salle d'opération aux Enfants-Malades, lorsque j'étais interne dans le service du Professeur Marcel Fèvre. Je n'aurais connu de lui que sa diabolique habileté, sa parfaite urbanité avec les familles et le personnel et son amour des enfants. Mais les hasards de la vie me réservaient de devenir progressivement son ami. J'appris à mieux connaître l'homme caché derrière des yeux pétillants, un sourire franc et un comportement tranquille. Robert Judet était le professeur, coruscant! Il éclatait d'intelligence et de gouaille. Jean a toujours ressemblé au paysan creusois et caché soigneusement ses dons scientifiques et intellectuels, les camouflant en finesse et en humour discret. Les deux frères ont eu le destin singulier d'être des orthopédistes pluriel. Allez donc savoir à qui appartenait l'idée de départ! Mais en les voyant discuter dans les escaliers de la clinique Jouvenet il était facile de comprendre que Jean freinait souvent les emballements et ajoutait ses corrections. Même les jaloux qui enviaient une notoriété française et internationale considérable ne pouvaient nier le foisonnement des idées, la mise au point des techniques nouvelles, le gain définitif obtenu pour l'orthopédie. Lorsque je fus reçu à l'Académie des sciences avec le premier congrès médical se rendant à Moscou après la mort de Staline, le président de cette prestigieuse assemblée me demanda en guise de bienvenue des nouvelles

5

des « Judet ». S'il avait rencontré Jean sur la place de son village creusois ou à table devant la cheminée où se rassemblaient les femmes, il aurait pu le confondre avec les moujiks restés au pays. Pour en savoir plus il lui aurait fallu s'asseoir en face sur le banc de chêne ciré et découvrir l'étonnante présence de ce rebouteux de génie. Je pourrais préciser à mon interlocuteur soviétique que Jean a deux casquettes. Il préside la Bidoche — club très fermé assemblant pour des banquets très protidiques les bouchers et les chirurgiens — mais il préside aussi l'Académie de chirurgie où les agapes sont d'une autre nature. Comme la main n'est en somme que l'imprimante du cerveau, il n'est pas étonnant de le voir publier avec courage et franchise ses opinions. C'est peu d'écrire quand on a tant fait!

DIEU EST-IL MÉDECIN?

Dieu est-il médecin? Pourquoi cette question? Parce que, dans la société moderne, le rôle du médecin est considérable et, dans l'esprit du public, son pouvoir marqué de toute puissance.

Aujourd'hui, à travers l'énorme mécanisme de la Sécurité sociale, le médecin a des possibilités jadis inimaginables dont les conséquences financières sont très lourdes. Il prescrit les examens : scanner, résonance, magnéto-nucléaire, radiographies et investigations biologiques sophistiquées. Ces examens sont utiles, souvent indispensables, mais de plus en plus onéreux.

Le médecin prescrit les médicaments, sans limites, si nombreux et si coûteux soient-ils.

Le médecin donne les arrêts de travail dont le remboursement pèse lourdement dans le budget social.

Le médecin prescrit les invalidités, fait les expertises d'où découlent les attributions d'indemnités et de pensions.

La médecin donne les certificats d'hospitalisation, grande dépense de la Sécurité sociale.

Veut-on orienter un enfant vers une carrière d'où dépend sa vie? L'examen médical l'y autorisera ou le rejettera!

Le médecin juge de l'aptitude au service militaire.

7

Le médecin décide de l'aptitude au sport.

Cette énumération du rôle et des pouvoirs du médecin est rapide et incomplète. Pour le grand public, on peut tout demander au médecin. Il peut tout, et gratuitement. Ce qu'il ordonne est remboursé. Il n'y a donc pas de limite. Son pouvoir est universel. Il s'exerce dans les domaines les plus variés. On le retrouve et on se tourne vers lui à toutes les étapes importantes de la vie.

A ce pouvoir que l'on pourrait appeler matériel, s'ajoute l'idée d'une toute-puissance technique. Dans ce domaine-là, l'imagination est sans limites : tout est possible au progrès – de la chirurgie en particulier – mais aussi à celui de la médecine.

Les médias donnent une idée généralement fausse de ce que nous, médecins, pouvons faire. Ils donnent une idée exagérée qui présente souvent comme acquis ce qui n'est qu'un projet en cours.

Le succès des traitements! Il doit être la règle. L'âge? Il n'est pas une limite aux résultats. Les handicaps physiques non plus, car les échecs médicaux ne sauraient s'expliquer que par des erreurs ou des négligences.

Il ne nous appartient pas de discuter ici la valeur de l'opinion publique sur la médecine et les médecins. Nous constatons seulement ce qu'ils représentent ainsi que leur importance technique et sociale. Il est vrai que le rôle du médecin aujourd'hui dépasse largement celui de dispensateurs de soins qu'il avait pendant les siècles passés.

C'est cette opinion que le public a de nous et qui n'a d'équivalent pour aucune autre profession qui justifie le titre de ce livre. Tant il est vrai que ce fut toujours le pouvoir des dieux de distribuer les bienfaits, de prolonger la vie, de ressusciter les mourants et même parfois les morts.

J.J.

PREMIÈRE PARTIE

LE POUVOIR MÉDICAL HORS JEU

CHAPITRE 1

MIRACLES ET MIRAGES

Pour les uns, Dieu est partout. Pour les autres, nulle part. Mais d'autres ont des convictions fluctuantes comme les marées, au gré des événements, du temps qui passe et de la mort qui approche. Sommes-nous seuls, entre le mouvement permanent des molécules et l'éloignement inexorable des mondes galaxiques ? J'ai longtemps cru que Dieu était dans la petite veilleuse rouge qui brûlait jour et nuit accrochée à la voûte de l'église de mon village. Du catéchisme, rédigé par l'archevêque de Bourges, je n'ai retenu que le premier paragraphe : « Qu'est-ce que Dieu ? Un être infiniment bon, infiniment aimable, à qui le péché déplaît. »

Compromis biologique instable et provisoire entre deux instituteurs de la Troisième République – l'un militant socialiste sans sectarisme, l'autre discrètement catholique –, j'ai abandonné les croyances de mon enfance. Mais la recherche d'un modèle de vie – sinon d'une référence – n'a pas été difficile. Il n'y a pas d'opposition entre le contenu des leçons d'éducation civique qui commençaient les cours du matin de la communale et celui de la morale révélée. Nous savons où est le bien même si nous n'y sommes pas abonnés et encore mieux où est le mal, si tentant parfois.

Pour ceux qui nient l'existence de Dieu, la ques-

11

tion : « Dieu est-il médecin? » n'a pas de sens. Dieu est mort, tué entre autres par la pilule et les sexologues. Dieu ne saurait ressusciter malgré la parole du pape qui finira bien par se placer en orbite géostationnaire au-dessus du monde de la chrétienté. La question éternelle de l'existence de Dieu ne peut dépendre à l'échelle d'un siècle de la diffusion des recettes de l'orgasme débarrassé des problèmes de la procréation. L'amour physique est fatigant, surtout chez l'homme. Il n'est pas toujours gai. Au long des jours et des nuits restent des moments pour des interrogations existentielles. Le fait religieux né avec le monde ne disparaîtra qu'avec lui. Il est l'expression sublimée du besoin de surnaturel. La magie, cette religion sans la foi qui transcende et la morale qui sauve, est un besoin quasi fondamental des hommes croyants ou incroyants. Les sectes fleurissent, preuve que le besoin du surnaturel et l'aide d'une règle forte sont des vecteurs toujours efficaces, même s'ils conduisent au pouvoir abusif de ces gourous-guignols-banquiers, rançonnant un troupeau de cerveaux lavés, de crânes rasés et de silhouettes carnavalesques.

La médecine a eu, a et aura toujours des rapports socioprofessionnels avec Dieu. Est-il le premier de nos confrères? De toute façon, il n'est pas un médecin ordinaire : il fait des miracles. Or, le vrai miracle, celui qui est réellement incompréhensible, est bien l'événement le plus gratifiant pour le bénéficiaire et le plus douloureux à long terme pour le médecin! La guérison est le but de la médecine mais son caractère inexplicable sa négation. Nous nous réjouissons de la guérison mais ne pouvons pardonner son caractère unique et surtout non reproductible. La médecine offre les mêmes chances à tous, riches et pauvres, croyants ou non-croyants, bons citoyens ou criminels. Au roi de France qui lui demandait un traitement de faveur, Ambroise Paré répondit : « Je ne puis Sire, je traite déjà les gueux comme les rois. »

Imaginons un instant les affres d'un médecin

auquel Dieu offrirait le pouvoir de faire cinq miracles. Les garderait-il pour sa famille, pour un enfant condamné, pour une mère en grand péril au milieu de ses petits ou pour un personnage important pour sa carrière ou pour son pays? En tant que médecin, nous détestons le miracle, et nous sommes suivis vraisemblablement par le haut clergé. Il y voit une intrusion inquiétante de l'administration centrale susceptible d'engendrer des conversions bruyantes sans lendemain et des amertumes définitives. Sainte Bernadette a payé, dit-on, durant sa courte vie au couvent de Nevers le redoutable honneur d'avoir été choisie comme porte-parole. Toutes les bergères n'ont pas le prodigieux abattage de Jeanne d'Arc qui faisait aussi dans la politique et la stratégie. Mais Bernadette Soubirous a créé un sacré créneau porteur pour la région de Lourdes. Le conseil régional de l'Ordre n'a jamais pensé attaquer Dieu en exercice illégal de la médecine. Croire aux miracles n'est pas un article de foi.

Je me garderai bien de prendre parti sur le caractère divin des guérisons. Je raconterai seulement mes deux rencontres avec le fait « Lourdes ».

Enfant, je fus alité de longs jours par une fièvre mystérieuse qui inquiétait le médecin et angoissait mes parents. Mon curé qui m'aimait beaucoup me glissa lors d'une de ses visites discrètement un petit livre de la Bonne Presse. Il s'agissait de l'agonie d'un enfant de mon âge soutenu par une foi inébranlable. Je passe sur les détails mais l'un d'eux me frappa. Ce malheureux ne pouvait plus s'alimenter mais seulement boire. Puis l'eau de la fontaine ne passa plus. Heureusement l'eau de Lourdes put être absorbée pendant une semaine. A la fin, elle fut rejetée. Il ne restait plus à mon jeune collègue qu'à mourir saintement; ce qu'il fit. Je ne vous décrirai pas la tête de ma mère découvrant cette littérature. Elle ne sut jamais que je l'avais lue car elle n'aurait jamais pardonné au curé. Ma situation de fils de maître d'école allant au catéchisme était déjà assez compliquée, mais je pense que la Bonne Presse poussait un peu loin le bouchon. Quinton avec son plasma a fait beaucoup mieux que la Vierge Marie dans ce domaine.

Ma seconde rencontre avec Lourdes eut lieu lorsque j'étais responsable des escarres de décubitus chez les paraplégiques hospitalisés à l'hôpital Raymond Poincaré de Garches, dans les services des Professeurs Grossiord et Robert Judet. Je n'avais aucune objection à ce pèlerinage. J'arrangeais mon tableau opératoire pour que ces jeunes handicapés puissent changer d'air et de décor. Face à une paralysie définitive, la foi peut être un merveilleux stimulant. La distraction était peut-être moins grande que celle d'un grand concert de rock, inconnu à cette époque. Mais les retombées pouvaient être plus exaltantes. Tout se gâta lorsqu'au retour je constatai de regrettables aggravations des lésions cutanées. Mes patients étaient restés trop longtemps qui couché, qui assis sur des surfaces trop dures. Dieu, à Lourdes, ne prenait en charge qu'un ou deux miracles mais pas le nursing de tous les migrants. J'exigeai que la prévention continuasse sur ces territoires sacrés et ischiatiques pendant toute la durée du pèlerinage.

Je ne nie pas les miracles divins car il existe des miracles laïques. On m'objectera que si Dieu existe, il fait même des miracles anonymes chez les mécréants, sans signer, pensant peut-être bousculer le thérapeute et convertir le malade. Mais enfin certains d'entre nous ont pu assister à un miracle qui ne semblait pas ressortir du divin. Certains cancers s'arrêtent parfois. Un ancien président du conseil de l'Ordre des médecins aime à citer le cas d'une pharmacienne qui survécut plus de vingt ans à un cancer de l'œsophage absolument authentique, et par essence fatal, alors que le traitement n'avait été que palliatif : il lui permettait de s'alimenter. J'ai personnellement assisté à la disparition pendant quinze ans d'un cancer cutané mortel que j'opérai alors qu'existaient de multiples métastases. J'ai interrogé les spécialistes du monde entier sur cette observation. Certains m'ont signalé des cas identiques mais exceptionnels. Pour un médecin, ces guérisons définitives ou ces sursis incompréhensibles indiquent seulement une ignorance de certains processus pathologiques.

Il y a aussi de faux miracles.

En première année d'externat, j'ai bien cru pendant une heure vivre de plain-pied dans le Nouveau Testament. Tous les matins, revêtu d'une blouse blanche fripée à souhait, je colligeais les observations médicales des patientes occupant les lits de la rangée de gauche. Nous dépendions tous du Professeur Fey, Chef du service d'urologie. La surveillante me demanda ce matin-là d'aller quérir le psychiatre pour le lit 16. La vieille dame, usufruitière involontaire de ces deux mètres carrés de surface corrigée, vivait à la fois à côté de ses sphincters et de ses chaussures. J'allai chercher l'homme de l'art et le précédai dans le labyrinthe des lits collés aux murs et des brancards, lits supplémentaires alignés au milieu de la salle. Me retournant, je vis le spécialiste du cerveau arrêté devant le lit n° 2, dévisageant avec insistance une jeune femme hospitalisée depuis peu. Je me précipitai : « Non, Monsieur, il ne s'agit pas de cette patiente mais de l'incontinente du 16 qui délire. Cette demoiselle est paraplégique depuis douze ans. La paralysie des deux membres inférieurs est survenue à cette date de façon brutale. Elle a été opérée à deux reprises pour exploration et décompression de la moelle épinière. La première intervention a été effectuée par le Professeur Clovis Vincent, sans succès. La seconde, quelques années plus tard, a été conduite au niveau des vertèbres supérieures par le Professeur Petit-Dutaillis sans plus de résultat. La paralysie gagne la vessie. Pour lui éviter les inconvénients d'une incontinence d'urine, ses médecins nous l'ont adressée pour une cystostomie c'est-à-dire le port définitif d'une sonde traversant la peau de l'abdomen. »

« Bien, bien, me répondit le psychiatre, allons voir votre grand-mère; mais cette patiente m'intéresse. »

Après avoir constaté les dégâts irrémédiables qu'un mauvais apport sanguin avaient faits à l'entendement de ma patiente, il revint au lit n° 2 et passa une heure avec la femme-tronc. Il me convoqua ensuite avec la surveillante dans le bureau. « Isolez-la trois jours dans l'obscurité. Je reviendrai lundi. » A l'heure dite le lundi suivant le psychiatre, la surveillante et moi-même nous retrouvâmes dans la chambre obscure au pied du lit. Le psychiatre étendit les bras et déclara d'une voix forte : « Lève-toi et marche. » Cela dut rappeler quelque chose à la patiente car elle repoussa les draps, se mit debout et commença à marcher. Je ne sais comment Lazare reprit la déambulation. Avait-il des fourmis dans les jambes ? Trébucha-t-il ? La rééducation fut-elle longue ?

Mais la marche de notre ex-paralysée fut difficile. Les articulations étaient raides, le sens de l'équilibre incertain.

« Bien, dit le nouveau Messie, je reviendrai la voir tous les jours. Confiez-la au masseur. » Ayant pitié de nous et certainement un peu content de lui, le psychiatre nous ramena dans le bureau. « Il s'agit d'une observation très simple de paralysie hystérique. Tout a commencé lors du mariage de la sœur aînée. Votre hospitalisée était amoureuse du fiancé. Elle s'est alitée le lendemain de la noce pour douze ans. » Un peu intrigué et presque déçu par la banalisation du remake du cas Lazare, je lui demandai comment il avait fait ce diagnostic en passant devant son lit. « Elle avait un regard curieux », fut sa seule réponse. L'hystérique sortit de l'hôpital un mois après, marchant un peu moins bien que vous et moi mais urinant comme tout le monde. Elle voua une haine farouche et définitive au psychiatre. Les transferts dans un sens ou dans l'autre sont les risques du métier.

Depuis, j'ai entendu le Professeur Pasteur Valéry-Radot raconter une observation du même genre. Un paraplégique était porté sur un brancard pour être hissé dans un train en partance pour le pèlerinage de Lourdes. Alors que les brancardiers bénévoles traversaient les voies, une locomotive haut-le-pied surgit. Épouvantés, les porteurs lâchèrent le brancard et s'enfuirent. Le paraplégique se mit immédiatement sur ses pieds et en fit autant. « Où était Dieu, ajoutait P.V.-R., dans la locomotive ? » Je ne sais mais le diable est bien souvent sur la route. Combien de cars de pèlerins ont été accidentés ?

Dieu ne fait pas que des miracles. Il soigne. Il y a toujours eu chez ses servants une grande tentation d'exercice de la médecine. Si nourrir les pauvres est charité, que faire avec les malades sinon les soigner. La confusion des genres était inévitable. Elle n'a disparu qu'avec la mort de la charité hexagonale sous les pieds de la « Sécu » et la définition légale de l'exercice médical. Longtemps, les religieuses furent infirmières à temps complet sans parfois le bagage nécessaire. Puis tout fut clair avec la nécessité de posséder le diplôme d'État d'infirmière. J'ai connu le temps où il était difficile d'avoir une religieuse-infirmière présente à l'heure du salut. En tant que médecin, nous jugeons l'infirmière à sa compétence, à sa gentillesse et à son sens du devoir. Avoir une belle âme et ajouter au médicament un bonus psychologique ne sont pas l'apanage des religieuses ni bien entendu celui des laïques. Chacun est jugé selon ses mérites.

Mais si Dieu s'estompe, ses pouvoirs tentent de nombreux imposteurs. Ils cachent l'image de Dieu sous les camouflages les plus divers, empruntant souvent à la science son vocabulaire mais en oubliant toujours ses méthodes. Le magnétisme, la force vitale la bioénergie, les rayonnements les plus étranges, issus de notre mère la Terre ou du cosmos font chaque jour de nouveaux adeptes. L'âme humaine est ainsi faite qu'elle aspire en permanence au merveilleux. Devant une telle demande, devant l'infinie profondeur de la crédulité humaine comment les naïfs et les escrocs ne fleuriraient-ils pas. Lorsqu'on a vu il y a quelques années un ancien élève de l'École polytechnique, ancien inspecteur des Postes, présenter à la télévision des moulages de mains de fantômes pris dans un bain de paraffine, il est clair qu'aucun de nous n'est à l'abri de la déraison. *Paris-Match* a consacré de nombreuses colonnes aux guérisseurs philippins qui extrayaient les organes malades sans couper la peau. Des charters bondés amenaient à ces prestidigitateurs de génie les malades nécessaires à leur industrie. Dieu, dont les voies sont impénétrables, a laissé tomber un peu le secteur des soins. De temps à autre surgit cependant, et singulièrement aux États-Unis, un prédicateur illuminé qui s'essaie aux guérisons publiques si possible télévisées. En abandonnant le secteur santé, Dieu a laissé la place à des magiciens qui se réclament peu de lui. Cela nous laisse le champ libre pour la bataille.

Dieu aide le malade. Notre exercice nous place rarement en présence d'âmes réellement religieuses ou la foi transcende la souffrance. Ce que le grand public appelle « le moral » est un souci constant pour nous. Il est le garant d'une bonne observation du traitement et de l'aide nécessaire. Mais devant la précarité de l'aide de la foi, nous confions aux réanimateurs le soin de ressusciter. Avec un peu de chance et beaucoup de S.A.M.U., nous pouvons être transfusés sur la route où règne la guerre civile. La nutri-pompe inventée par le Dr Levy réanimateur du Professeur Loygue permet de perfuser dans l'estomac à l'aide d'un petit tuyau des rations alimentaires capables de faire grossir les plus dénutris. En dix jours de ron-ron alimentaire, nous voyons les prostrés sourire, les chairs sanieuses bourgeonner et les plaies cicatriser. Nous répondons aux familles qui nous disent : « Il n'a pas le moral », « Nous nous en passerons. »

Dieu guide le médecin.

Avec lui au moins notre devoir est simple. Sans lui, l'éthique (sorte de morale étique) devient un exercice périlleux. Faut-il tuer vite ceux qui souffrent, faire un carnage de fœtus non désirés mal faits ou simplement imparfaits? Toutes les commissions qu'on nous propose apportent-elles une réponse acceptable? Pouvons-nous reprendre le cri du *De Profondis* : « Du fond de l'abîme, je crie vers toi Seigneur » ou l'abîme est-il sans espoir d'écoute? Dieu n'est pas inscrit à l'Ordre des médecins. Le médecin n'est pas Dieu. Mais il doit être un homme et apporter une réponse individuelle à toutes les questions que pose son exercice.

R. V.

CHAPITRE 2

LES ARCANES DE LA SOMATISATION

Un médecin américain de mes amis exerçant en France définit ainsi le consultant français : « Il vient avec son diagnostic faire renouveler son ordonnance. » Certes, il existe de nombreuses maladies parfaitement définies qui répondent à des causes indiscutables ou tout au moins vraisemblables. Les examens du sang, les nombreuses techniques médicales qui permettent de voir au travers de notre « chère guenille » (comme dit Molière), aident à les authentifier, en mesurent éventuellement la gravité, vérifient leur guérison ou leur stabilisation. Les affections chirurgicales sont habituellement sans mystère puisqu'elles conduisent à des interventions qui doivent trouver la cause et la guérir. Les traumatismes et les blessures guérissent plus ou moins bien en laissant des cicatrices superficielles ou profondes. Mais tout le monde n'a pas la chance d'avoir une maladie patentée.

Or, le Français, lorsqu'il ne se sent pas bien, adore qu'on lui donne un diagnostic de maladie organique qui lui permette d'accuser un organe, un système, un déséquilibre précis. Imaginons que les troubles présentés ne puissent être apportés à un trouble organique précis. Le patient déçu changera aussi souvent de médecin que cela sera nécessaire. Il finira par gagner de haute lutte un diagnostic. Devenu un chômeur de la santé, il veut un emploi maladie à titre temporaire ou définitif. Posséder un diagnostic de maladie organique permet de le communiquer à sa famille, à ses camarades de travail, à un inconnu rencontré au hasard d'un quai de gare, d'un siège couchette ou d'une grève dans un aéroport. Être porteur d'un foie insuffisant, d'un déséquilibre du grand sympathique, d'une tendance au rhumatisme, d'une mystérieuse tendinite ou mieux d'une colonne vertébrale douloureuse est un sujet de conversation inépuisable. Un diagnostic permet d'appartenir à un club et de bénéficier d'attentions familiales et amicales. La couverture sociale dont bénéficie heureusement tout citoyen est là pour offrir, ou presque, le médicament confort, la cure vacances, les comprimés qui jalonnent la journée, égaient les repas, structurent le temps. Fini l'ennui, finie l'angoisse.

L'absence de cause organique aux troubles ressentis ne place pas le patient dans la catégorie de simulateur. Ce dernier a en vue un bénéfice précis et invente une maladie, un symptôme, un handicap. Ce comportement remonte sans nul doute à l'aube de l'humanité. Certains hommes des cavernes avaient mal au ventre au moment de partir à la chasse à l'auroch soit parce que leur courage était défaillant soit tout simplement par paresse. Il y avait sans doute des tire-au-flanc dans les légions romaines que les centurions devaient débusquer assez rudement. Nous voyons en consultation hospitalière ces simulateurs porteurs d'ordonnances multiples et diversifiées. A la grande différence du patient précédent, ils ne travaillent pas. Les y remettre est une entreprise difficile. Une consultation musclée, assortie d'une lettre au médecin-chef de la Caisse de Sécurité sociale suffit parfois. Nous ne pouvons aller au-delà n'ayant pas vocation d'être gendarmes. Mais nous devons aller jusque-là car nous ne pouvons être les témoins impuissants d'une escroquerie. Pour les autres, irrécupérables, abrités derrière un dossier aussi rempli d'examens que vide de signification, la sagesse consiste à les placer en invalidité. La pension coûte moins cher que les dépenses maladies. Ils laissent leur place à un autre peut-être plus motivé.

Disons à la défense de ces simulateurs plus ou moins conscients qu'un certain nombre de facteurs expliquent, sans l'excuser, leur comportement. Ils n'aiment pas le travail qu'ils font et cela est bien la pire des choses qui puisse arriver à un homme. Ils ont eu un accident souvent bénin, parfois grave. Les interventions se sont multipliées avec des résultats discutables, une prise en charge psychologique ténue, un « tourisme chirurgical » important. Un ou deux ans d'arrêt de travail démobilise complètement celui qui n'a pas de motivations. Certains, plus vulnérables, remplacent l'usine ou le bureau par le bistro, seul point géométrique des solitudes. Les autres s'habituent à l'oisiveté ou l'organisent par un judicieux travail au noir qui permet de retrouver un salaire supérieur au précédent puisque dépourvu d'impôt et de ponction par la Sécurité sociale. Si nous ajoutons à ces données l'apparition de revendications plus ou moins légitimes, il devient clair que les simulateurs rassemblent une population hétéroclite qui va du pur menteur au malheureux persuadé que la société le refoule et le vole.

Revenons au patient qui souffre sans causes organiques décelées et décelables. Il continue à travailler malgré ses problèmes. Imaginons qu'il n'ait pas reçu un diagnostic et un traitement et qu'il consulte un médecin perspicace (ce qui est fréquent compte tenu du niveau de la formation médicale en France). Le praticien doit informer son patient de l'origine psychique de ses troubles et lui parler de somatisation ou de transfert sur le corps des tensions cérébrales. Le mot cerveau à peine prononcé, le drame éclate. « Ainsi, docteur, mes malaises seraient psychologiques. » Suit un ricanement qui montre clairement le jugement porté sur le diagnostic et sur celui qui l'énonce. « Enfin, docteur, je vous prie de croire que j'ai réellement mal (au ventre, aux reins, au foie, à la main, aux seins...). » Puis le (ou la) patient(e) termine son exorde en lançant : « Pendant que vous y êtes envoyez-moi donc chez le psychiatre. » Le malheureux médecin comprend à cet instant qu'il lui serait plus facile d'envoyer son patient passer deux ou trois jours à Fleury-Mérogis. La suite de la consultation dépend de la force de caractère du médecin. Fatigué ou réaliste, il pense que sa conduite est suicidaire. Pourquoi n'avoir pas écrit une ordonnance prescrivant cinq ou six produits inconnus du patient obligeant à des prises échelonnées dans le temps d'éveil. Pourquoi ne pas avoir sorti des livres un diagnostic organique plus ou moins « bidon » mais rempli d'espoir. Son patient serait déjà debout, reconnaissant, publicité vivante pour les copains et bon client pour le pharmacien allopathique ou non.

Il est impossible de revenir sur le mal fait par le mot : cerveau. Il est aussi définitif qu'une rayure sur un disque microsillon, une tache d'encre sur une chemise. Pendant de longs mois, un patient blessé dans son orgueil racontera : « Tenez-vous bien, le toubib m'a traité de psychique. » On a longtemps cru que le Français n'avait pas de cerveau à la différence du mouton, de l'Américain, du Japonais et de l'ouvrier immigré. La radiographie de nos concitoyens montrait seulement un foie énorme, entouré d'un peu de viande. Une baguette de pain barrait le tout, un béret basque recouvrait l'ensemble. Mais des travaux sérieux ont indiscutablement prouvé que, sous le béret basque, existe un organe qui ressemble à s'y méprendre au cerveau. Nos compatriotes, d'abord perplexes, ont bien voulu admettre cette découverte. Ils sont fiers de voir les Américains venir recruter les « cerveaux français ». La présence du cerveau explique la folie (chez les autres!). Cerveau, oui! mais comme siège du génie et de la folie.

Pour faire admettre le rôle du cerveau chez tout un chacun, nous devons expliquer que le cerveau est un organe comme l'estomac et la prostate, à ceci près qu'il est indispensable. Il est le P.-D.G. de l'entreprise-homme, le Bernard Tapie de la P.M.E. citoyen. Constamment en rapport avec ses sous-ordres, il reçoit de nombreuses informations qu'il trie en permanence, classe ou oublie. Il donne des ordres par l'intermédiaire d'un système chimique et électrique très compliqué et reste le seul capable d'intelligence face aux ordinateurs les plus perfectionnés. A ce stade de l'explication, le Français suit encore. Il veut bien admettre que la main n'est que l'imprimante de l'ordinateur cérébral. Il vote avec sa tête (dit-il) mais aime et ne peut aimer qu'avec son cerveau.

Tout se gâte lorsque nous arrivons aux problèmes que le cerveau peut causer au reste du corps. La rage de dents, la colique néphrétique, les douleurs de l'accouchement appartiennent au corps, même si nous ne les ressentons qu'avec la participation du cerveau. Mais imaginer qu'une tension importante se développant dans un cerveau normal puisse avoir un retentissement sur le corps dépasse l'entendement. Et pourtant, nous somatisons. Somatiser, c'est échanger des problèmes psychologiques graves contre des souffrances ou autres ennuis corporels. Cette activité est fréquente, bienfaisante, intelligente et nécessaire. Lorsque nous rions ou pleurons, nous transformons des émotions en mouvement et en liquide. Imaginons un cerveau bloqué dans une boîte crânienne « cocotte minute » et soumis à l'ébullition des angoisses et des passions. Certains assument et arrêtent le feu. Mais pour beaucoup, la situation est intenable. Sans dispositif de sécurité, la « cocotte minute » explose. Le cerveau dépourvu du pouvoir de somatisation est obligé de recourir à l'alcool, tranquillisant merveilleux dans l'instant mais dramatique pour l'avenir, à la drogue qui détruit, ou encore au suicide (solution définitive).

La somatisation sauve l'homme. Le cerveau va chercher dans sa disquette-mémoire-profonde une cible. Ce peut être un organe comme le sein chez la femme jeune, le dos chez la vieille dame privée de ces enfants et chez laquelle justement on a découvert des becs de perroquet, l'estomac du P.-D.G., la main du musicien. Mais la cicatrice d'un traumatisme,

24

d'une intervention chirurgicale peut faire l'affaire. La migraine apparaît chez celle qui n'aime plus son mari, la constipation chez celle qui s'ennuie. La symptomatologie est infiniment variable et copie plutôt mal que bien des maladies connues. Les uns souffrent, les autres boitent. D'autres ont des difficultés à écrire ou à jouer d'un instrument. Certains s'automutilent, dépassant les limites raisonnables de la boulimie unguéale et du glanage agressif des croûtes narinaires. La somatisation permet au cerveau de faire baisser la tension psychologique. Il est temps, il est bon de souffrir pour pouvoir vivre. Je somatise, tu somatises, il ou elle somatise, nous somatisons, vous somatisez, ils ou elles somatisent. Parfois cela se passe dans des collectivités momentanément rassemblées. Les convulsions apparaissent autour de la tombe du saint. Les enfants des écoles en Palestine occupée se retrouvent à l'hôpital, victimes d'une hystérie collective. Ce phénomène a atteint récemment une école de Normandie.

Le diagnostic de somatisation est nécessaire mais il est malaisé. Seul le spécialiste de l'organe cible est bien placé pour affirmer l'inorganicité des troubles. Il peut faire saisir à son patient les différences souvent nettes entre le modèle copié et la « maladie » présentée. Le niveau des médecins de famille (il en reste encore) est bon en France. Beaucoup arrivent plus ou moins rapidement au diagnostic de somatisation. Mais certains masques sont trompeurs. Nous avons tous la hantise de passer à côté du cancer du sein, de l'arthrose cérébrale, d'une de ces maladies plus ou moins mystérieuses qui font souffrir sans signes cliniques faciles à reconnaître au début. La demande des examens s'impose. Mais combien il est difficile de rejeter une anomalie discrète signalée sur un scanner, un échogramme, un électromyogramme, une thermographie, un doppler, des résultats limites lors de dosages de tout ce que contient le sang et élimine l'urine. L'enseignement officiel ne s'appesantit pas sur l'étude des troubles non organiques. Il se contente de ceux qui témoignent de maladies vraies. Il faut reconnaître aussi que le spécialiste se laisse parfois piéger. Dès lors il n'y a plus de salut. Un diagnostic de maladie organique appuyé sur un volumineux dossier est posé. Le patient est titularisé dans l'emploi-maladie. Le changer de catégorie sera aussi difficile que de dénationaliser Renault.

Le diagnostic fait, il faut le faire accepter. Ainsi arrêtons-nous le parcours du combattant que font certains somatisés dans la jungle des spécialités. Des musiciens porteurs d'une crampe purement psychologique peuvent être opérés, piqués aux corticoïdes, alcoolisés sur quelque trajet nerveux. Le mal est moins grand si on leur place un aimant, si on les pique un peu partout sans rien injecter, si on les confie à une des multiples applications de la fée électricité. Certaines jeunes femmes qui souffrent du petit bassin pour des raisons existentielles sont opérées, castrées, et couturées de cicatrices. Nous essayons de reconnaître la somatisation dans un domaine qui nous est assez familier : la main, co-auteur avec le cerveau de notre civilisation; elle lui offre une cible presque parfaite, qu'elle soit l'instrument d'un métier artistique ou simplement l'outil indispensable de l'ouvrier ou de la mère de famille. La main est toujours en mouvement. Elle a un équipement électronique et des relais cérébraux très nombreux et performants. L'œil la voit souvent. Elle sert à l'amour et à la haine, elle porte la violence et la caresse. Cette cible privilégiée peut devenir le parking des angoisses.

Il est assez facile de distinguer dans les troubles de la main ce qui revient à l'organique et au fonctionnel, c'est-à-dire à la somatisation. Ainsi la maladie de Dupuytren, héréditaire, qui condamne les doigts à un lent fléchissement vers la paume n'est pratiquement jamais douloureuse. Elle peut entraîner une gêne mais pas de souffrances partant de la main et remontant le long du bras. Ainsi le directeur de sociétés chez qui cette maladie était douloureuse a fini par reconnaître son contrôle fiscal comme seul responsable. Opérer rapidement la maladie pour

26

faire cesser la souffrance conduit généralement à l'aggraver. Il faut d'abord faire cesser la souffrance puis, éventuellement, faire la cure chirurgicale. Le kyste synovial est une petite boule qui déforme la peau du poignet ou du dos de la main. Il n'est jamais douloureux sauf lorsque la main est en extension ou en flexion forcée. Mais quelle belle cible pour une âme inquiète.

Gina, à l'âge de treize ans, a vu apparaître sur son poignet cette petite boule. Dans le même temps, elle abordait dans un milieu familial assez rigoriste les premiers soubresauts d'une adolescente explosive sous le soleil de Naples. Elle souffre beaucoup. Elle est opérée. Les douleurs réapparaissent, le kyste aussi, enlevé incomplètement sous anesthésie locale. Entre treize et dix-sept ans elle sera opérée quatre fois par des bistouris de plus en plus titrés. Ceux qui ne l'opèrent pas ou qui l'ont opérée sans succès prescrivent ionisation, radiothérapie, ultrasons, hydrothérapie, anti-inflammatoires, injections de corticoïdes et d'anesthésiques locaux. Les radiographies succèdent aux électromyogrammes. Rien n'y fait. Le poignet ressemble maintenant aux marais Pontins. Elle souffre toujours. Nous la voyons en consultation avec son père, très *commandatore,* prêt à l'intervention salvatrice à l'Hôpital américain. L'interprète, intelligente, nous donne un résumé de cette saga. Un coup d'œil rapide sur le poignet et les radiographies nous permet de comprendre que la malheureuse somatise pour régler ses problèmes. Nous expliquons à l'interprète et donc au père que nous allons faire pleurer la belle enfant. Nous précisons qu'il n'y a rien d'organique, qu'il faut arrêter le massacre et déposer le dossier médical complet sur l'autel de sainte Rita (spécialiste des cas désespérés et qui a justement une église à Rome). Nous conseillons de faire mener à cette jeune fille une vie normale. Elle pleure. Le père s'étrangle de fureur : tous ces traitements inutiles, tout ce temps perdu. Mais comment guérir (au moins momentanément) sans psychothérapie brève et intensive ? Fallait-il pour sauver l'honneur de la médecine transalpine conseiller quatre ans sur un divan de psychanalyse profond comme un tombeau? Fallait-il faire jouer le placebo? Que l'exercice de la déontologie, science qui règle nos comportements vis-à-vis de nos confrères, est difficile! Mais pour guérir il faut frapper juste et fort.

Le nerf médian est chargé à la main de la sensibilité du pouce, de l'index, du médius et d'une partie de l'annulaire. Il commande les muscles de l'opposition, fonction essentielle du pouce. Or, le nerf médian arrive à la main en passant dans un canal étroit qu'il partage avec les tendons fléchisseurs. Chez de nombreuses femmes aux alentours de la ménopause et chez certains hommes, il subit une compression qui entraîne des douleurs diurnes et nocturnes très caractéristiques et une amyotrophie de certains muscles du pouce. L'électromyogramme permet d'affirmer le diagnostic. L'intervention, effectuée par une petite incision, libère le nerf et arrête immédiatement les douleurs. Or, dans les mois ou les années qui suivent, certains patients reviennent consulter pour ce qu'ils appellent une récidive. Le médecin de famille est perplexe et le chirurgien responsable de l'intervention fort ennuyé. Si nous connaissons bien les petits troubles qui persistent quelque temps après l'intervention (dus à la durée de l'écrasement), il est facile de distinguer entre une convalescence normale mais longue et une somatisation. Les mérites de l'intervention sont simples à connaître. Les douleurs nocturnes ont-elles disparu dès le lendemain? S'il s'agissait de simples fourmillements, ont-ils cessé eux aussi? Si oui, l'intervention a été bien faite. Sinon les troubles présentés ne ressemblent pas vraiment aux anciens. C'est sans grande surprise que l'interrogatoire apprend que tout a recommencé à la mort du père, de la mère, lors de la maladie grave de l'enfant chéri, d'un problème au travail ou simplement parce que le mari s'est mis à son compte en pleine crise! Il y a toujours quelqu'un caché derrière la main et le symptôme. Il est urgent de le rencontrer.

Les somatisations à la main peuvent prendre trois aspects particuliers. Il y a les souffrants. Ils consultent avec un dossier et un diagnostic. Il faut les ramener, de force, à décrire leurs douleurs, ce qu'ils font mal d'ailleurs. Les douleurs continuant, cela peut conduire à l'algo-neuro-dystrophie, véritable paralysie qui bloque la main en flexion irréductible des doigts. Il est parfois possible de faire disparaître immédiatement la souffrance si les circonstances s'y prêtent, si les raisons de la somatisation sont claires, si le patient n'est pas buté et saisit l'occasion que nous lui offrons de quitter immédiatement son emploi-maladie.

Un de nos amis nous amène un matin une jeune fille très sage avec une grande natte, porteuse d'une boîte à violon sous le bras. Nous n'avons pas le temps de la recevoir car notre prochain patient est déjà endormi. Tout en marchant nous nous faisons expliquer la situation : préparation du concours d'entrée au Conservatoire, apparition de douleurs à la pulpe de l'index si utile pour appuyer sur les cordes, pommade donnée par un vétérinaire ami de la famille et homéopathe à ses heures, proposition d'exploration chirurgicale de la pulpe par un chirurgien organiste qui pense à un névrôme (ah! névrôme, que de crimes on commet en ton nom!), arrêt de violon, drame. Or manifestement l'index est normal; la jeune fille rivée à son violon est angoissée par l'épreuve. Nous la saisissons par la natte et lui demandons si elle a le trac. « Non, Monsieur. » Notre réponse est rapide et rendue traumatisante par une traction violente de la natte. « Il faut avoir le trac, sinon tu souffriras. Crève de trac mais retourne jouer et continue à jouer. » Devant l'ami inquiet et très dubitatif, la jeune fille est repartie. J'ai demandé à la voir deux ans après. Elle est au Conservatoire mais cette fois elle est épanouie. Ah! les bienfaits du loup lorsqu'il consent à ne pas s'occuper seulement des grand-mères. Elle a le trac mais joue. Si son professeur l'agace durant les leçons, elle sent une vague douleur revenir mais sait qu'il faut assumer, répondre, devenir agressive. Je ne pense pas que la relaxation soit un bon moyen de guérir les émotions rentrées.

Un matin arrive en consultation un beau jeune homme accompagné de sa jeune femme, érotique façon P.T.T. Dès les premiers mots, j'apprends qu'il souffre depuis deux ans à la suite d'une petite plaie au poignet. Il a cessé son travail de maçon. Sa saga médicochirurgicale est longue. La dernière péripétie est la pose d'un stimulateur électrique sur le poignet et qui de loin ressemble à un walkman qui jouerait un requiem pour une main défunte. J'essaie de toucher la main. Le patient se lève en hurlant et s'adosse au mur bien décidé à vendre chèrement sa tranquillité. Comme il vient de loin, je décide l'hospitalisation. Mme Baudry, la psychologue, le fait parler rapidement, seul. Il s'agit d'un beau gosse sans complexité cérébrale, épousé par sa guichetière P.T.T. pour ses qualités physiques. Malheureusement, la postière a des prétentions culturelles. Elle l'empêche de jouer au football et voudrait le voir lire. Ce malheureux étouffe dans son foyer « culturel ». La femme partie à l'hôtel, nous enlevons sans difficultés le stimulateur et conseillons au patient d'aller faire un tour en bateau-mouche et de grimper à la tour Eiffel. A la visite, le lendemain, tout est fini. Nous prenons la femme à part, lui conseillons de ne plus « pomper l'air » de son mari, de le laisser jouer au football et d'acheter un chien-esclave, plus facile à soumettre qu'un mari.

Mais tout n'est pas aussi simple. Lorsque l'instabilité cérébrale est grande nous assistons parfois impuissants à des drames. Un couple vient nous consulter. Elle fait vieux et triste. Lui fait jeune et porte beau. Elle a été opérée par un brillant chirurgien de la main d'une maladie de Dupuytren très localisée à la base du cinquième doigt. Mais, depuis l'intervention qui s'est bien passée, le cinquième doigt est en crochet, immobile et douloureux. Le mari est prolixe sur le comportement anxieux de sa femme. Étant médecin, il reconnaît immédiatement que rien d'organique n'explique la complication. Nous conseillons le recours immédiat au psychiatre et l'aide de médicaments du type tranquillisants. Huit jours après, nous revoyons la patiente. La main est en flexion complète et tous les doigts sont bloqués dans une raideur impressionnante. Tout cela est arrivé pendant le week-end précédent. Le mari était absent et sans doute en compagnie féminine. Nous avons pu voir se développer une algo-neuro-dystrophie sous nos yeux et nous sommes restés impuissants.

Après les souffrants, se rencontrent les empêtrés. Sans souffrir vraiment, ils ne peuvent effectuer certains mouvements et, singulièrement, ceux qui sont les plus importants pour eux. Si on n'y porte pas rapidement remède, la situation peut se compliquer par l'apparition de crampes professionnelles. La secrétaire ne peut plus prendre en sténo mais épluche bien les pommes de terre. Le P.-D.G. ne peut plus signer de chèques mais écrit très bien. Le télexiste joue du trombone avec les copains mais ne peut plus télexer. Le compositeur écrit mais ne peut placer des notes sur une portée sans contorsions extraordinaires. Les plus atteints sont les musiciens. Le petit doigt du guitariste s'écarte de l'annulaire et rend les concerts difficiles. La main qui saisit l'archet le manipule mal. Tel autre joue du violon persan mais la pratique des percussions où il excelle et qu'il préfère au violon est devenue impossible. Celui-là jouait de la guitare, les crampes l'ont obligé à arrêter et il s'est mis au piano. Mais, depuis six mois, il ressent une invincible envie de se lever lorsqu'il en joue et depuis une semaine joue debout. Il est trop facile d'enseigner comme le fait un de nos collègues américains, qu'il s'agit de mauvais musiciens. Il est trop facile de dire que les musiciens d'orchestre sont tous frustrés car ils jouent une musique qu'ils n'ont pas choisie, sur un rythme qu'ils n'approuvent pas toujours, sous la conduite d'un chef d'orchestre qu'ils aiment rarement et, pour couronner le tout, qu'ils rêvent, sans le pouvoir, de devenir solistes. Les solistes eux aussi ont leurs problèmes.

Nous ne sommes pas toujours les premiers consultés. Placés par leur angoisse, leur peur, leur sentiment d'insuffisance dans une situation psychologique qui les force à somatiser de cette façon, les musiciens accusent souvent leur instrument. Un célèbre facteur de piano réussit à guérir un certain nombre de pianistes. Ils accusaient les touches de « troubles » : il démonta avec fracas le piano pour l'innocenter.

Il est impossible d'épuiser ce sujet en si peu de lignes. Mais le salut vient vite si nous avons la chance de persuader le patient qu'il n'y a pas de maladie. La guérison peut être immédiate si la personnalité est stable et le talent certain. Mon équipe et tous les collègues intéressés à la main des musiciens ont du pain sur la planche.

Les automutilés forment la catégorie la plus difficile à guérir. Il est difficile d'imaginer et très périlleux de penser à une mutilation volontaire. Comment l'affirmer? Et pourtant! Certains choisissent de réouvrir une ancienne cicatrice, de cogner plus ou moins volontairement une région où saille un os, d'empêcher une plaie accidentelle de cicatriser. Pour faire rapidement et avec certitude un diagnostic d'automutilation, il faut y penser devant toute plaie qui ne cicatrise pas. S'il ne s'agit pas d'un cancer de la peau ou de quelque maladie tropicale bizarre, l'automutilation est certaine. Tel ingénieur rentré depuis six mois en France après un séjour de trois ans au Brésil réouvre une plaie ancienne du poignet pour pouvoir supporter une vie conjugale qu'il n'apprécie plus. Telle femme dentiste agresse tant et si bien son pouce droit qu'elle finit par faire un panaris gravissime. Le pouce est sauvé de justesse, le travail repris après un an mais, on a eu chaud. Une jeune diabétique est traitée depuis deux ans pour des lésions cutanées du bras. Elle a épuisé dans un grand hôpital voué aux maladies infectieuses tous les nouveaux antibiotiques. Avant de la greffer, on nous l'envoie : elle se gratte. Arrêter l'auto-mutilation est difficile. Nous y réussissons parfois mais nous ne donnerons pas nos « trucs ».

Découvrir les raisons de la somatisation permet d'affirmer le diagnostic et d'enclancher le processus de guérison. Ces raisons sont parfois assez claires pour être sinon évidentes du moins connues lors de la première consultation. Mais un interrogatoire prolongé est nécessaire le plus souvent. Pour être accepté il doit être confié à un collaborateur connu du patient dès la première consultation ; ce qui ne va pas sans difficultés d'organisation. Certains sujets refusent avec l'énergie du désespoir tout autre contact que celui du spécialiste de l'organe mis en cause. Force est alors d'abandonner ces patients à leur destin. Les médecines dites « douces » sont susceptibles d'amener des améliorations. Mais, dans notre expérience tout au moins, elles ont échoué. La moitié de nos patients ont expérimenté leurs méthodes sans succès. Nous pensons que la solution d'un grave problème psychologique ne peut être trouvée en piquant un méridien chinois, en donnant une pilule homéopathique, en faisant respirer un parfum, en tordant la colonne vertébrale ou en multipliant les aiguilles pour introduire quelque drogue allopathique. Notre psychologue Mme Baudry et notre psychiatre le Dr Billon assistent très souvent à notre consultation et le passage se fait en général facilement. L'interrogatoire porte sur l'enfance, la vie du sujet dans son métier, sa famille, ses activités sexuelles et ses distractions. En général la moisson est riche dès la fin de cette investigation. Puis la recherche vise à mettre en évidence ce que les psychiatres appellent un passé plombé ou au contraire une activité tournée vers l'avenir. Enfin il est capital de découvrir à quoi sert la somatisation et quels en sont les bénéfices. Ainsi des douleurs du poignet permettaient à une femme remariée avec un homme buté et brutal d'être mieux traitée et de pouvoir revoir ses enfants d'un premier mariage.

Mais le premier entretien va plus loin. Il permet au patient d'exprimer toute son aigreur vis-à-vis du chirurgien qui lui a refusé un diagnostic organique. Cette « colère » passée, il nie en général tout problème; ce qui est un signe qui ne trompe pas. Comment serions-nous dépourvus de tout problème? Les confidences viennent, s'accumulent; parfois une catharsis, c'est-à-dire une véritable crise, suivie de larmes. La partie est alors presque gagnée. Puis nous revoyons le patient en compagnie soit de la psychologue, soit du psychiatre, soit des deux. Il est absolument capital qu'il ne se sente pas abandonné et qu'il puisse à tout moment revendiquer l'organicité de ses troubles. Un examen de sa main le rassure et permet de continuer le dialogue. Il est fréquent de constater un effet thérapeutique dès le premier entretien. Spontanément le patient signale une amélioration et parle franchement de ses problèmes. Si la situation psychique en cause n'est pas absolument bloquée, le premier entretien peut suffire. Si le patient en désire d'autres, il les demande lui-même et les interrompt à sa guise.

Il convient de faire une place à part aux déprimés. Le grand public connaît cette maladie. Il doit savoir qu'elle est souvent d'origine génétique. Très souvent, le sujet a un masque de tristesse évident qui permet de poser le diagnostic dès l'entrée dans la salle de consultation. Il s'agit d'une véritable perversion de l'information. Le sujet trie et ne garde que ce qui l'angoisse ou accroît son pessimisme. Ne conseillez pas à un sujet déprimé de prendre sur lui. Il est déprimé justement parce qu'il ne peut pas le faire.

La dépression vraie est aisément reconnue par tous. Il n'en est pas de même quand elle est camouflée par une somatisation. Il faut se demander si le sujet est réellement déprimé. Si tel est le cas, il convient de ne pas essayer de guérir trop vite la dépression. Nous renverrions les problèmes psychologiques installés dans la main (ou ailleurs) au cerveau; ce qui peut être grave. Ayant guéri une crampe qui empêchait un sujet d'écrire, nous avons eu la mauvaise surprise de voir recommencer les tentatives de suicide. Aussi les déprimés somatisants doivent-ils impérativement confiés au psychiatre. Ces malades acceptent en général ses soins, car ils

34

savent qu'ils recevront le traitement capable de leur assurer un équilibre meilleur. Le tranquillisant est pour le déprimé ce que l'insuline est au diabétique. Il faut d'ailleurs expliquer cette équivalence au patient qui devient ainsi un malade « organique ». Le tranquillisant est le seul médicament qui agisse sur des douleurs.

Ce n'est pas sans une certaine angoisse que nous avons écrit ce chapitre et que nous continuons à chercher parmi nos blessés et nos malades ceux qui somatisent. La crainte de laisser passer une maladie réelle nous hante en permanence. Mais la guérison ne peut s'obtenir qu'en affirmant un choix. Cruel dilemme. Cependant, nous percevons un réel intérêt chez les patients lorsque, abandonnant l'examen de leur main, nous leur disons : « J'aimerais connaître un peu son propriétaire. » Il n'est pas impossible que, même parmi ceux qui repartent furieux d'être déclarés « psychiques », l'annonce du diagnostic ne finisse par amener des réflexions intéressantes.

R. V.

Pour conclure

C'est un réflexe devenu courant pour le médecin de faire appel à un psychiatre ou à un psychologue quand un malade lui paraît atteint de difficultés psychologiques ou caractérielles.

Il est bien sûr des cas de troubles mentaux sévères où l'action du spécialiste est indispensable. Lui seul peut faire un diagnostic précis, lui seul connaît le pronostic et le traitement.

Dans notre pratique, nous avons tous, pour certains opérés et pour certains malades, eu recours à d'éminents spécialistes tels Bertagna ou Koupernick. Ils nous ont puissamment aidé à sortir certains opérés de situations pénibles. Mais, à mon avis, c'est le dernier recours dans des cas extrêmes et faire, comme certains médecins, systématiquement appel à eux en cas de difficultés est un abus. C'est banal que d'évoquer le rôle psychologique du médecin.

Dans toute maladie, il y a deux éléments. La part organique et une part psychologique. Celle-ci varie considérablement d'un individu à l'autre. Nous sommes bien à même d'apprécier le retentissement sur l'esprit des symptômes des maladies. Le courage, la patience, la résignation ou au contraire, l'inquiétude, la nervosité sont très inégalement distribuées dans la nature. Il y a avant tout un facteur individuel mais l'environnement, la profession ont un rôle de première importance. Les femmes ont souvent une grande sensibilité mais souvent aussi un courage remarquable.

Chez l'intellectuel il y a le type de malade inquiet, qui se tourmente inutilement, qui se pose et qui pose trop de questions. Il dissèque littéralement son problème avec l'évocation prédominante des dangers et des complications possibles. Face à ces sujets, le rôle du médecin est difficile. Je pense qu'après avoir fourni toutes les explications possibles et fait preuve de beaucoup de patience, le moment arrive où il faut faire preuve d'autorité.

C'est une grande pratique et un certain sens de la

psychologie qui font que le chirurgien peut dans la plupart des cas dire « le psychiatre c'est moi ».

Cela suppose que malgré la bousculade des occupations, nous consacrions aux malades inquiets le temps suffisant. Il est alors rare que l'on ne puisse établir la situation morale. C'est également pour nous un aspect très intéressant et très efficace de la profession.

J. J.

DEUXIÈME PARTIE

PROFESSION : CHIRURGIEN

CHAPITRE 3

LE CARACTÈRE DU CHIRURGIEN

L'exercice de la chirurgie nécessite une bonne condition physique. Certaines opérations sont longues, difficiles et demandent des efforts musculaires soutenus. Nous avons d'ailleurs en médecine des sportifs de haut niveau : le Professeur Lecène à la force physique légendaire, le Professeur Olivier champion d'escrime. Un doyen de la Faculté dans l'équipe de France de water polo, etc. Est-ce un signe des performances qu'on attend de lui ?

Pour le grand public, le chirurgien respire la force ; de son apparence physique, doit se dégager une impression de vigueur. On veut le sentir habitué à décider et à trancher. La lutte lui est familière sur le plan intellectuel comme sur le plan physique. Cette apparence correspond-elle à une réalité ? Derrière cette façade d'un « seul bloc », se cache aussi une âme tourmentée et agitée de sentiments complexes où l'incertitude, bien souvent, a sa place.

En chirurgie, le diagnostic est souvent aisé, contrairement à ce qui relève de la seule médecine. C'est au moment de l'indication opératoire que le débat intérieur commence. La voie possible est tantôt simple tantôt multiple. Quand elle est simple, l'acte devient uniquement une question d'exécution. Les indications (hémorragie, perforation...) sont impérieuses et ne se discutent pas. Quand les voies possibles sont multiples, on se trouve devant le choix de conservation ou d'ablation de l'organe pathologique. L'âge du sujet, sa profession, le degré de la dégradation de l'organe malade, entrent en jeu. Pour les opérations à visée fonctionnelle, il faut également prendre en compte les souhaits du malade.

Dès la consultation initiale, le plan opératoire a été médité avec soin. Il a été revu et précisé lors des examens suivants et une dernière fois la veille de l'intervention. Au cours de ces réflexions, il a été parfois modifié. Dans certains cas, il est utile de faire des schémas pour préciser et matérialiser le projet. Chez les orthopédistes et les plasticiens, c'est un procédé d'usage courant.

La responsabilité du chirurgien commence par l'organisation du milieu où il opère et le matériel qu'il emploie. C'est à lui de s'assurer de la stérilité de la salle d'opération, de la tenue de ses aides, de la qualité de ses anesthésistes. La disposition des locaux est importante; séparation totale du bloc opératoire aseptique et du bloc opératoire septique, c'est-à-dire celui où sont opérées les infections de toutes natures. L'utilisation d'un même bloc opératoire hospitalier pour la chirurgie digestive ou urinaire et pour la chirurgie osseuse est inadmissible. L'infection est plus grave en chirurgie osseuse qu'en tout autre.

L'opération elle-même est un véritable rite souvent décrit : lavage des mains, habillage du chirurgien et de ses aides, désinfection de la peau de l'opéré dans la zone où l'on va intervenir. Des champs stériles recouvrent très largement le malade. Aucun mouvement n'est admis dans la salle d'opération car la turbulence de l'air est une cause de contamination. C'est encore au chirurgien de s'assurer que tout le matériel voulu est à sa disposition. Ce matériel, il l'a choisi comme étant le meilleur et le plus adapté à l'usage qu'il va en faire.

L'acte chirurgical terminé, commence la surveillance des suites opératoires : l'état général du malade, sa température, la fréquence de son pouls, l'état local : la cicatrice est-elle infiltrée, y a-t-il un hématome (c'est-à-dire une collection sanguine formée postérieurement à l'acte opératoire?). Parallèlement, des examens biologiques suivent l'évolution, en particulier les examens sanguins, qui surveillent le nombre des globules rouges et blancs, le taux d'hémoglobine, la coagulation du sang et la vitesse de sédimentation. Que de nuits dans une carrière chirurgicale ont été passées au chevet d'un opéré dont l'état général flanche ou dont le cœur est défaillant. Une fièvre inexpliquée? C'est peut-être le début de cette infection très rare sans doute mais qui est la terreur de l'orthopédiste. Tout s'arrange? Quel soulagement! Mais que la complication s'affirme (hémorragie ou infection...) et c'est une nouvelle décision d'intervenir et de livrer le combat.

Il y a, très schématiquement, deux types de chirurgiens. Les uns sont essentiellement des praticiens. Ils exécutent, et souvent d'une façon remarquable, les différents types d'interventions; ils possèdent admirablement leur métier. Beaucoup sont des modèles de science et de dévouement. Mais ce ne sont pas des créateurs; ils appliquent les données bien établies de leur art. Moins nombreux sont ceux qui ont la chance d'inventer, de découvrir, d'innover. Cela correspond à une forme d'esprit à vrai dire peu répandue : l'imagination, et signifie la création d'une technique, d'une opération nouvelle. Pour prendre un exemple récent, le chirurgien canadien Salter a eu l'idée d'une opération qui a profondément modifié toute la chirurgie des malformations congénitales de la hanche. La tête du fémur étant hors de la cavité du bassin dans laquelle elle s'articule normalement, elle est remise à sa place. Mais, souvent, le toit de cette cavité (la cavité cotyloïdienne) où on l'a réduite est très oblique. Cela fait partie de la maladie. L'inconvénient est majeur. La tête mal appuyée se développera mal, l'articulation avec la croissance restera déformée et exposée à l'arthrose. Salter a eu l'idée simple mais très remarquable de sectionner le bassin pour basculer sa partie supérieure, c'est-à-dire pour amener à l'horizontale le toit qui était oblique.

C'est le type même de la création d'une technique d'intervention. Un autre exemple d'invention est la création que j'ai faite moi-même en 1946 des endo-prothèses c'est-à-dire des articulations artificielles incluses dans l'organisme. Cette méthode d'une portée générale a connu depuis sa création un épanouissement extraordinaire en chirurgie osseuse et articulaire.

Généralement l'invention jaillit brusquement dans un esprit que le problème a longtemps obsédé. « Ce sont des hasards, écrit Paul Painlevé, qui ne visitent que ceux qui les méritent. » J'ai décrit ailleurs le long cheminement qui va de l'idée à sa réalisation, c'est-à-dire à son application pour ce qui concerne le domaine de la médecine. Si, dans la vie du chirurgien, existe ainsi un secteur de recherche et de réalisation, il en tire d'immenses satisfactions. Il est peu de joies comparables à celles de voir une idée réalisée et matérialisée, et le succès la couronner sur le plan pratique. Se mêlent alors l'exaltation de la création réussie et la reconnaissance émouvante de certains malades.

Mais le chirurgien est bien souvent aussi homme de doutes, de regrets et parfois de remords. Persuadé qu'il aurait pu mieux faire, il ressasse inlassablement les détails de la solution thérapeutique et de l'exécution technique. En cas de complications postopératoires n'aurait-il pas fallu prendre une décision plus rapide, plus précoce, différente? Comment faire, dans un résultat médiocre, la part de la gravité de la lésion initiale, de la malchance, de la mauvaise réaction du malade et de ce qui a dépendu du chirurgien et de sa façon d'agir. Il est de ces cas qui laissent « moins qu'un remord mais une gêne obscure ». Il me semble que ce métier permet plus que beaucoup d'autres de connaître l'inquiétude humaine, celle même que l'on éprouve quand un des siens est menacé. La joie parfois exaltante du succès mais aussi la tristesse, la blessure des accidents et des morts, sont le lot du chirurgien. De sa vie professionnelle se dégage une impression de combat permanent, de lutte continuelle : ce n'est pas là un métier pour ceux qui rêvent d'une vie tranquille, sans heurt et sans émotion.

D'autres grandes satisfactions dans la vie du chirurgien sont de réussir à constituer une équipe et d'arriver à fonder une école. Une école, c'est un ensemble d'élèves qui sont venus à vous librement et qui vous ont choisi. Vous avez pu les convaincre de la valeur de vos techniques, ils les ont adoptées et parfois s'en sont fait les ardents champions. C'est un spectacle privilégié qu'une réunion d'école. La chirurgie française a toujours connu de grandes écoles : Gosset père, Ombredanne, Mondor, Robert, Judet, d'Aubigné,... L'école repose sur une adhésion intellectuelle et souvent sentimentale à un homme et à une doctrine. Les liens sentimentaux sont faits d'estime, de respect et de reconnaissance. Avec ironie, on a baptisé « mandarins » les chefs d'école; généralement ils avaient mérité ce titre. L'adhésion à une doctrine, c'est une certaine idée d'un chapitre de la chirurgie. Cela ne veut pas dire que tous vont accomplir les mêmes gestes et vont agir suivant un schéma rigide. Les directions prises dans la vie peuvent diverger mais ils gardent malgré le temps, malgré l'éloignement les uns des autres quelque chose en commun. Ce sentiment vous accompagne toute votre carrière, une sorte de solidarité s'établit entre membres de l'école; « on sent que l'on a tous fait partie de la même écurie ». Vue sous cet angle, la notion d'école ne nuit ni à la personnalité médicale ni à l'originalité de la pensée.

Il est nécessaire que, dans son action, le chirurgien soit soutenu par un certain enthousiasme. J'ai cité quelque part ce mot de Claude Bernard : « L'enthousiasme qui devrait toujours être notre compagnon ». Cet enthousiasme, le chirurgien le communique à son équipe et c'est dans cette atmosphère qu'il doit œuvrer. Mais ce sentiment moteur de l'action ne doit pas influer sur l'objectivité. L'appréciation, le jugement des résultats sont des éléments essentiels de notre métier. Nous ne pouvons progresser qu'en revoyant, et souvent à longue distance, les résultats de nos interventions. Dans cette révision, il faut apporter un esprit très objectif. L'appréciation doit rester impartiale. Seuls les faits comptent même s'ils s'inscrivent contre nos désirs et contre notre espérance. Il y a donc un juste équilibre à maintenir entre l'élan créateur et l'objectif visé qui doit présider à l'examen des résultats.

A côté de ce travail médical qui est évidemment l'essentiel, nous évoquerons la rude tâche qu'est la direction d'un service privé ou public. C'est une fonction d'organisation et de direction qui comporte un côté administratif très lourd. Contrairement à ce qui était vrai dans le passé, le chirurgien est obligé maintenant de se pencher sur des problèmes d'organisation de service, de direction de personnel. A lui de demander le matériel nouveau nécessaire, de discuter avec l'administration. Il est obligé de connaître les règlements qui évoluent sans cesse. Vis-à-vis du personnel soignant il n'a guère de difficultés si les rapports sont empreints de cordialité ce qui n'exclut pas l'autorité.

L'équipe est une chose différente de l'école. L'école, ce sont les élèves, les disciples. Ils font près de vous un stage de durée limitée puis volent de leurs propres ailes. L'équipe est un ensemble de médecins, d'anesthésistes, d'infirmières, d'aides opératoires, de panseuses de salle d'opération qui œuvrent quotidiennement avec vous. Tous ne sont pas médecins. Ce sont les collaborateurs directs du chirurgien, ceux qui l'entourent. Ils partagent son travail en salle d'opération, dans l'examen du malade, dans la surveillance des suites opératoires... Cette équipe est d'abord précieuse sur le plan technique. Elle a subi un « rodage » parfait. Les aides doivent connaître dans le détail le déroulement de l'opération. Chacun d'entre eux en prévoit les gestes, présente l'instrument qu'il faut au moment opportun, sait accompagner chaque temps opératoire, placer les écarteurs au moment voulu puis présenter l'organe ou l'os sur lequel le chirurgien va agir. Leur comportement d'opération et leurs précautions d'asepsie sont évidemment exemplaires.

Mais, au-delà de leur compétence technique, les aides ont un rôle moral important. Ils doivent dans les moments difficiles soutenir le chirurgien en créant autour de lui une atmosphère d'optimisme et d'amitié, de façon qu'il sente que son entourage collabore à l'œuvre commune. On ne dira jamais assez l'importance qu'a pour le chirurgien le soutien non seulement technique mais psychologique de ceux qui travaillent avec lui. J'ai une fois dans ma vie eu affaire à un aide dont on sentait fort bien qu'il était vis-à-vis de moi plein de réserves voire de reproches informulés. J'ai fait en sorte que cette situation ne dure pas. Cela ne veut pas dire que le chirurgien doit être entouré d'un chœur d'admirateurs. Il a besoin des remarques, souvent pertinentes, faites par des collaborateurs! C'est un gage, pour une équipe, de cohésion, d'efficacité et d'amitié.

Le chirurgien doit savoir communiquer sa passion à ses collaborateurs immédiats. Comme lui ils doivent ressentir l'échec et comme lui la joie des succès : devant un procédé nouveau, eux aussi agités par l'espoir et par le doute. Nous avons eu le spectacle d'aides opératoires qui avaient accompagné les débuts de mon frère et de moi-même et qui, atteints par la limite d'âge, continuaient à venir bénévolement aider mon fils et le sien en salle d'opération.

Malgré des échecs redoutables à accepter, la vie du chirurgien comporte des réconfortantes éclaircies. Quand nous revoyons un malade quelques mois ou années après l'opération et que nous constatons la permanence des résultats; ou bien quand une manifestation d'amitié vient témoigner d'une reconnaissance qui ne s'éteint pas. Entre le chirurgien et l'opéré grave qu'il a guéri, s'établissent souvent des liens très particuliers : plus qu'une sympathie, c'est une véritable affection liée au souvenir des épreuves traversées ensemble. Dans les cas qui furent graves, j'ai vraiment eu l'impression que le malade nous appartenait un peu puisqu'il nous devait, d'une certaine façon, la vie. Le chirurgien n'a pas à rougir d'être un sentimental. C'est une grande joie pour lui que le défilé de ses anciens opérés lors d'une consultation de contrôle. Il vit ainsi dans une atmosphère très particulière. Si passionnante est cette profession qu'elle occupe souvent dans son existence une place envahissante. Il faut lutter contre ces empiètements continuels de la profession sur la vie familiale. L'entourage du praticien ne doit pas trop souffrir des programmes opératoires, des heures de consultation, ou de recherches exagérément prolongées, mais surtout en dehors des longues heures que nous leur consacrons, le souci qui nous accompagne souvent ne doit pas être trop apparent. Il y a là un équilibre à trouver entre les différentes obligations. On pourrait, pastichant Tartuffe, dire : « Pour être chirurgien, on n'en est pas moins homme. »

Il y a dans la vie des moments difficiles ou douloureux qui vous bouleversent ou même vous abattent, et malgré cela, il faut faire face à son activité professionnelle. Cela n'est pas possible qu'au prix d'un très grand effort. Cet effort, si pénible qu'il soit, est nécessaire. D'abord, parce nous sommes esclaves d'un programme qu'on ne saurait difficilement modifier ou supprimer qu'aux dépens de nos malades. Ensuite, dans ces moments pénibles auxquels nous faisions allusion, c'est un immense appui pour soi-même que de se raccrocher à sa vie professionnelle. L'effort même que l'on est obligé de faire est apaisant et apporte un oubli au moins temporaire. Il est capital que rien de notre trouble ou de notre détresse n'intervienne, ne transparaisse. Que de fois, en proie à une immense douleur, j'ai interrompu une consultation sous un prétexte quelconque pour aller quelques instants à l'écart laisser passer la vague de désespoir qui me submergeait. J'ai voulu en regardant ma propre image, décrire l'âme passionnée, tourmentée, sensible et forte du chirurgien.

J.J.

CHAPITRE 4

LES MOYENS DE LA RECHERCHE

En règle générale, les moyens matériels de la recherche sont de plus en plus importants et de plus en plus complexes. Les laboratoires ont besoin d'importants locaux, d'un personnel nombreux et spécialisé. Les instruments et les machines sont toujours plus onéreux. Il faut des produits chimiques, des animaleries... D'où l'incidence essentiel du poids financier sur la recherche qui demande d'énormes crédits pour exister. On pourrait discuter indéfiniment sur leur répartition. Nombreux sont les crédits gaspillés en vain et d'autres sont refusés qui pourraient vraiment être utiles. Qu'on me permette un souvenir personnel : pour une recherche, j'avais dans les meilleures formes fait une modeste demande de crédit. Malgré les dix-neuf exemplaires exigés par le règlement, cette demande n'a jamais eu ni suite ni réponse. On pourrait développer ce sujet à l'infini. Nous allons essayer de l'aborder.

Le choix dans les sujets de recherche

Les sujets de recherche sont innombrables et faire un choix est difficile. C'est une des questions angoissantes de notre temps. Les possibilités scientifiques sont infinies, les possibilités financières sont limitées.

On voit les dimensions du problème. Chaque découverte ouvre de nouveaux horizons et suscite de nouvelles recherches. Leur multiplication est hallucinante. Pour choisir entre elles, sur quoi se baser ? L'utilité sans doute, mais il y a des degrés dans l'utilité.

Pour nous médecins, rien ne passe avant la guérison et le bien-être de nos malades. Mais l'effort doit porter sur le traitement des cas les plus communs et les plus fréquents. Les grandes causes actuelles de mortalité sont les affections cardiaques et le cancer : l'effort de recherche doit se porter sur elles au dépens, s'il y a lieu, d'étude sur les maladies rares. Mais la science ne peut et ne doit pas avoir un but uniquement utilitaire : elle porte en elle un potentiel d'universalité. Il y a également la liberté du chercheur qui doit, dans la limite du possible, demeurer. Certains travaux semblent avoir abouti à un échec ou à une impasse. Le temps s'écoule; ils resurgissent et sont le point de départ de nouveaux travaux d'un intérêt capital. Cette constatation ajoute encore à la difficulté des choix.

L'astronautique et la physique ont un intérêt général certain, mais aussi des conséquences « au ras du sol » très importantes. Les recherches de la Nasa ont eu de remarquables retombées « terre à terre ». L'interdépendance des sciences est donc très étroite. Certaines découvertes ont eu des incidences imprévues sur des recherches qui, au départ, en paraissaient bien éloignées. On peut éprouver un certain regret de ne pouvoir considérer que le but de la science est uniquement d'élargir nos connaissances en dehors de tout objectif pratique. C'est un regret théorique qui doit s'effacer devant les nécessités et les certitudes de la vie. Certaines recherches ne font que répéter des choses déjà acquises. Cela suppose que ceux qui les dirigent étaient dans l'ignorance de ces acquisitions. Avec les moyens de communications qui existent à l'heure actuelle entre scientifiques de tous les pays, cette situation devrait se raréfier.

50

Dans les choix des sujets de recherche entrent parfois des considérations politiques ou amicales. Il est malheureux que l'impartialité ne règne pas. André Lwov, Prix Nobel, a remarquablement discuté ces problèmes dans son discours à la séance inaugurale de l'Académie de chirurgie en 1971. Il pose en particulier la question de la liberté de la recherche qu'il estime menacée.

Là, comme ailleurs, la liberté est indispensable. On connaît la célèbre histoire de Lyssenko. Ce biologiste avait l'agrément et le soutien de Staline et des dirigeants communistes de l'époque. Il construisit une théorie dont l'essentiel était la transmissibilité des caractères acquis. Cette théorie fausse pesa sur la biologie russe pendant dix ans. Le malheureux Mitchourine, défenseur de la théorie inverse, la non-transmissibilité des caractères acquis fut déporté en Sibérie. Sous nos yeux s'est renouvelé l'histoire de Galilée, mais avec une différence : ce dernier a simplement dû avouer publiquement que sa théorie était fausse, Mitchourine fut emprisonné.

Il arrive également que ce soit le hasard qui préside aux choix d'un sujet de recherche. Mais le hasard est aveugle et conduit à des échecs et à des désillusions. Charles Richet, célèbre biologiste, a raconté dans sa leçon d'adieu qu'à la suite de ses travaux sur le choc anaphylactique il avait conçu le principe de sérum. A quelle affection l'appliquer ? Avec Roux, son collaborateur, ils discutèrent toute une nuit dans la fièvre de la recherche, hésitant entre l'application du principe de la sérothérapie à la diphtérie ou à la tuberculose. Finalement, c'est cette dernière qu'ils choisirent. Or, les sérums n'ont pas d'action sur le BK et c'est Behring qui appliqua l'idée au bacille diphtérique avec le succès que l'on sait. C'est donc lui et non Charles Richet qui fut le créateur de la sérothérapie.

Un autre exemple frappant du rôle dans les découvertes du hasard ou d'un simple détail pratique est celui de la découverte de l'insuline. Le Doyen Binet, grand physiologiste français, avait pensé que le pancréas secrétait une substance régulatrice du métabolisme des sucres dans l'organisme. Il voulait, en traitant des pancréas, isoler cette substance qui aurait une grande valeur thérapeutique dans le diabète. Il m'a lui-même raconté ce qu'il advint de l'expérimentation qu'il avait entreprise.

Des pancréas d'animaux lui étaient amenés des abattoirs de la Villette. Il les traitait pour en extraire le principe actif dont il soupçonnait l'existence, principe qu'il ne pouvait mettre en évidence. Cependant, le Canadien Banting, par des expériences similaires, découvrit l'insuline. Donc succès pour l'un et échec pour l'autre. L'insuline est très labile, elle se détruit rapidement. Le laboratoire du Professeur Binet était loin des abattoirs de la Villette et lorsque arrivaient les pancréas, l'insuline s'était lysée. Au contraire, Banting travaillait à proximité des abattoirs et le principe actif de l'insuline n'avait pas eu le temps de se détruire au cours de ce bref transport.

Conditions de la recherche, l'équipe, les collaborateurs

La recherche nécessite à la fois :
— L'idée, l'hypothèse qui doit animer le chercheur c'est-à-dire la création;
— les collaborateurs, l'équipe qui doit l'aider et collaborer avec lui;
— les moyens matériels par lesquels l'hypothèse se vérifie et l'idée se matérialise.

La principale condition est l'esprit d'innovation, de création et de découverte. Il y a encore place pour le chercheur solitaire qui, avec une grande pauvreté de moyens, mais grâce à l'étincelle qui habite, élargit le champ de nos connaissances.

Dans beaucoup de publications depuis la guerre de 1939, on a exalté l'« équipe ». Le fait d'être groupé et d'exécuter un travail en commun développait par ce fait même, une puissance de création. Il est incontestable que, devant la complexité croissante des problèmes, l'association dans le travail constitue une force appréciable. La discussion permanente au sein d'un groupe peut être féconde. Ce que ne voit pas l'un, l'autre le perçoit. La division des tâches est également utile. Il m'est arrivé d'avoir des idées neuves dont je n'ai pas tiré partie faute de confrères parce que je n'avais pas de confrères à associer à mon travail.

L'exemple le plus frappant est celui d'une étude que j'avais faite sur les troubles de la coagulation du sang sous l'influence des opérations chirurgicales. En 1932, j'avais fait étudier l'évolution de la coagulation sanguine. J'avais pratiqué des examens de sang (temps de saignement et de coagulation) avant l'opération, quarante-huit heures après, puis de trois jours en trois jours. Pour prévenir les phlébites et les embolies, il fallait agir sur la coagulation sanguine pour la diminuer.

J'utilisai d'abord des sangsues. Ces animaux étaient placés sur la poitrine du sujet et maintenus par un verre de ventouse afin de ne pas se déplacer inopportunément. C'était un spectacle curieux dans la salle de chirurgie de Lariboisière que de voir cette installation sur la poitrine des opérés. Bientôt, j'eus recours à une spécialité, l'hirundinine, qui évitait le contact de ces animaux assez répugnants à vrai dire. Cinquante cas furent alors étudiés; puis j'abandonnais cette recherche. Il est probable que si j'avais eu avec moi un groupe de chercheurs, certains d'entre eux auraient vu l'énorme intérêt de cette idée et m'auraient poussé à la continuer. Ce qui illustre bien la nécessité d'être entouré et aidé de confrères animés du même esprit d'innovation. Cette évocation rend compte en fait d'une grande occasion manquée qui aurait pu marquer dès 1932 le départ de la thérapeutique anticoagulante qui n'a vu le jour qu'en 1945.

Une équipe, si possible pluridisciplinaire, est donc tout à fait utile. Mais, contrairement à l'opinion de certains, elle ne porte pas en elle une force créatrice.

Il faut au départ un homme et une idée autour desquels se feront le développement et la réalisation. Sans un animateur, l'équipe reste stérile.

Chirurgiens et fabrication des instruments en chirurgie

Ces dernières années les instruments ont pris en chirurgie une importance considérable. Au temps de notre internat, l'instrumentation se réduisait à des pinces, des ciseaux, des fils et des aiguilles. Pour l'orthopédie, il fallait y ajouter des ciseaux à froid, des marteaux et des scies. Actuellement, dans toutes les branches de la chirurgie, particulièrement en chirurgie orthopédique, les instruments ont pris une place de premier plan. En chirurgie digestive, un ingénieux appareil permet de faire des sutures plus rapidement que le « cousu main » d'autrefois. Les fibroscopes explorent l'estomac et le gros intestin. En chirurgie vasculaire, des instruments servent à dilater des vaisseaux. Des prothèses remplacent les artères altérées. Des valves artificielles sont placées dans le cœur. Demain peut-être, le cœur artificiel entrera dans la pratique.

En pathologie pulmonaire, les bronchoscopies sont d'usage quotidien. En urologie, un appareil explore la vessie, guide la résection prostatique qui, à 85 %, se fait actuellement par voie naturelle.

Pour les moyens d'exploration, c'est essentiellement la fibroscopie qui a représenté le progrès décisif. On nous avait toujours enseigné que la lumière ne se propageait qu'en ligne droite. Or, avec des réflexions multiples, elle peut suivre une courbe. C'est le principe des fontaines lumineuses. Il a bouleversé nos problèmes d'exploration des cavités du corps humain.

Une très importante évolution est à noter dans l'emploi du matériel orthopédique pour la fabrication des prothèses; en particulier des plaques et des vis d'ostéosynthèse pour le traitement des fractures.

54

Alors que les techniques et le principe des interventions n'ont guère changé, les matériaux employés pour réaliser ces interventions ne sont plus les mêmes depuis quinze ans.

Le matériel employé doit répondre à certaines conditions formelles : être toléré par les tissus humains; avoir une solidité suffisante; avoir le coefficient de frottement le plus bas possible cela pour les prothèses qui se composent de deux pièces; résister à la corrosion quelle que soit la durée du séjour dans l'organisme. Les tissus humains secrètent des humeurs (liquide synovial par exemple) qui peuvent à la longue altérer le métal et le corroder. Des petits fragments se détachent et une sorte de substance noirâtre se forme : c'est la métalose. Le métal se fragilise et peut se rompre. Les constructeurs, pour prévenir cette dégradation, recourent soit au polissage, soit à la projection de produit protecteur sur la surface du métal.

Dans une grande usine de fabrication de prothèses, on est d'emblée frappé par l'arsenal de précautions prises pour s'assurer de leur durée. A partir de métaux choisis et sélectionnés, chaque pièce est radiographiée et examinée du point de vue chimique. De temps en temps, une pièce est prélevée dans la série et ouverte par section à différents niveaux. On peut obtenir aujourd'hui une parfaite adaptation de la pièce au squelette dans lequel elle va être implantée par une étude préalable de ses dimensions par ordinateur. On aboutit ainsi à des prothèses « personnalisées ».

Le temps n'est plus celui de la simplicité de ma première prothèse de la hanche ni celui de Marcel Boppe, orthopédiste de grand renom, qui allait acheter ses vis chez le quincaillier. A côté du médecin, du chirurgien qui invente une technique et qui crée l'opération, le fabricant ou l'usinier qui en permet la réalisation correcte a pris une importance croissante. C'est une collaboration entre médecins, ingénieurs, métallurgistes, etc., collaboration féconde et indispensable.

Une sorte d'empire s'est formé : celui des fabricants de matériel chirurgical. Pour mesurer son importance il suffit de voir dans nos congrès d'orthopédie l'étendue et la densité des expositions où s'étalent prothèses, plaques, vis et appareils de toute sorte, nickelés, brillants, simples ou sophistiqués.

Les frais qu'entraîne un congrès dépassent les sommes fournies par la cotisation des participants. La location des stands est un appoint financier très important qui permet de couvrir une partie des frais très lourds de la location des salles et de l'organisation administrative, etc. Avec l'importance croissante de la logistique instrumentale, ce phénomène s'est développé.

Parallèlement se pose une question importante d'éthique médicale. Les médecins et les chirurgiens sont des gens inventifs. Ils ont parfois l'idée d'un instrument. Cette idée est proposée à un fabricant ou à un industriel qui la matérialise. Celui-ci consacre des investissements à la réalisation, à la production, et ultérieurement à la publicité. Il en tire profit en cas de succès.

Est-il normal que le médevin inventeur soit associé à ce succès en touchant des royalties sur chaque instrument vendu ? Merle d'Aubigné, avec une grande hauteur de vue et avec éloquence, s'élève contre cette pratique. Pour lui, le médecin doit rester loin des « marchands du temple ». Or, il ne semble pas immoral ni illégitime que celui qui a eu l'idée et qui est en fait le créateur, tire profit de son invention. Les arguments sont valables de part et d'autre.

Pour ma part, et sans condamner personne, je pense qu'il est préférable que le médecin garde sa totale indépendance par rapport aux fabricants. Auteur de pas mal d'instruments dont certains ont eu une grande diffusion, c'est la doctrine que j'ai toujours appliquée. L'indépendance, la totale liberté, nous la revendiquons face aux pouvoirs publics, nous nous devons de la garder sur le plan financier. Cette règle peut comporter des exceptions. Un confrère que son état de santé avait obligé à cesser son activité

56

touchait de subtantielles royalties sur un appareil remarquablement ingénieux qu'il avait créé. Il était bien légitime que son invention l'aide dans cette situation difficile.

Une formule sauvegarde l'indépendance du médecin. Si elle se généralisait, elle aurait sur le plan pratique d'heureuses conséquences : les royalties sont versées non pas au médecin lui-même mais à l'organisme de recherche qu'il anime. Nous connaissons un orthopédiste – et non des moindres – qui suit cette politique. Il convient de lui rendre hommage.

J.J.

CHAPITRE 5

L'ÉDUCATION ET LA FORMATION D'UN CHIRURGIEN

Dans l'exercice du métier de chirurgien, il y a trois moments bien distincts : le diagnostic, l'indication opératoire et la technique opératoire. Ces trois éléments sont aussi importants l'un que l'autre. Tout part évidemment du diagnostic. Reconnaître, distinguer et identifier les maladies constitue le point de départ qui donnera l'indication opératoire puis le traitement. Le diagnostic est d'abord clinique. Il est basé sur l'interrogatoire du malade : la localisation de la douleur – symptôme précieux entre tous –, la description des troubles de la fonction, l'analyse des mouvements articulaires et de leur limitation, et les troubles mécaniques auxquels ils donnent lieu.

Pénétrons dans le cabinet du médecin lors de l'exploration d'un genou. La description des symptômes – qu'il faut guider et orienter – est riche de renseignements et souvent donne déjà la clef du diagnostic que d'autres moyens d'exploration n'auront plus qu'à confirmer. Le malade lui-même doit préciser ses troubles, le siège de la douleur, son intensité. Les variations sont notées avec soin. Les troubles de la mécanique articulaire – s'ils existent – sont systématiquement analysés : blocage, accrochage, impression d'instabilité de la rotule ou du genou dans sa totalité, dérobement, etc. Après ces poussées douloureuses ou ces troubles mécaniques, l'articulation gonfle-t-elle, augmente-t-elle de volume? Souvent l'interrogatoire oriente le diagnostic et permet presque de l'établir de façon certaine. L'examen objectif le confirmera. Le genou a-t-il augmenté de volume? Est-il chaud? Contient-il du liquide? On dessine et mesure l'axe du membre inférieur. L'étude particulière des mouvements du genou, de leur amplitude, de l'anormalité de leurs fonctions, la position de la rotule, la localisation des points douloureux, les craquements et l'ensemble de tous ces phénomènes vont permettre d'aller plus loin et de distinguer les lésions des ménisques, des ligaments, des cartilages, les anomalies de la position de la rotule, etc. Comme dans toutes les affections, il y a les cas faciles où le diagnostic est évident et les cas plus complexes où il faut faire appel à des examens spéciaux. La radiographie est de règle sous ses différentes incidences. L'injection d'air ou d'iode dans le genou réalise l'arthrographie qui montre les ménisques invisibles sur les radiographies standard. L'arthroscopie, introduction d'un tube éclairant dans le genou, montre l'état du cartilage et des ménisques, mais également de la synoviale ou membrane interne du genou.

Enfin, l'indication opératoire est un moment capital. Faut-il opérer? Quelle opération faut-il faire?

C'est ainsi que se déroule le processus qui aboutit au diagnostic puis à l'indication opératoire. Les connaissances acquises, la mémoire de cas analogues et enfin l'habileté des doigts jouent aussi leur rôle dans ce combat.

Bien des facteurs vont entrer en jeu pour la décision. Dans certains cas, l'indication est impérative (cancer, hémorragie, fracture, etc.). Souvent aussi, la nécessité d'une opération est discutable. Je l'appelle, en orthopédie, l'indication facultative. La gêne fonctionnelle est peu marquée, l'anomalie anatomique est modérée et ne risque pas d'évoluer. L'indication doit tenir compte de la profession du sujet, de son âge, de ses désirs, de sa volonté d'amélioration et de son état de santé. Il est très important de savoir repousser une opération inutile. Pour opérer, il faut être convaincu qu'un geste chirurgical est nettement bénéfice au malade et que les bilans préopératoires montrent qu'il n'y a pas de risques prévisibles.

La décision prise, reste l'exécution, c'est-à-dire la technique opératoire. Là encore, il y a débat. Quelle voie choisir? Quel cheminement à travers la peau, les muscles, les tissus? Va-t-on atteindre l'os ou l'organe sur lequel on doit agir? Cela suppose une parfaite connaissance de l'anatomie humaine jadis pivot de nos études, aujourd'hui quelque peu négligée semble-t-il! L'anatomie s'apprenait dans les livres spécialisés, les traités d'anatomie, dont certains furent célèbres, et qui ont enseigné des générations : Poirier, Testu, Rouvière... De belles planches colorées ou non, des schémas, des coupes montrent la situation des organes et de leurs éléments. Elles permettent de s'interroger et de se guider dans l'enchevêtrement des nerfs, des vaisseaux et des muscles, etc. Inlassablement, nous répétions la description de leur situation, de leurs rapports entre eux. L'anatomie descriptive est la description des nerfs, des muscles, des vaisseaux, des organes en eux-mêmes pris isolément. L'anatomie topographique est la description de leur situation les uns par rapport aux autres.

Le deuxième grand enseignement de l'anatomie est la dissection cadavérique. Dès la première année, puis pendant la deuxième, nous allions l'après-midi au « pavillon ». On nous attribuait un sujet pour cinq étudiants et on donnait à chacun de nous une dissection à faire. C'était vraiment la répétition d'une véritable opération. Un aide d'anatomie, personnage important recruté par concours, nous guidait et nous conseillait. La séance commençait par un cours au tableau pendant lequel l'aide d'anatomie dessinait une région qu'il décrivait à mesure. Toutes les semaines, il y avait le cours du prosecteur. Prosecteur était le titre suprême. Il était nommé par concours entre les aides d'anatomie. Son titre lui assurait

généralement le chirurgicat des hôpitaux. Le prosecteur de mon pavillon était un brillant orateur. Il avait
de plus une grande prestance physique. Il était
difficile de savoir si les jeunes filles des pavillons
voisins venaient à son grand cours pour ses avantages
physiques ou pour le brio de ses démonstrations!
Nous disséquions dans le silence, aidés par des livres
à caractère pratique et sous le contrôle de l'aide
d'anatomie. Je me vois encore sortant très déprimé
de l'École pratique. Je devais disséquer une artère
axillaire et, dans mon ardeur, je l'avais dépouillée de
toutes ses branches; ce qui, évidemment, ne m'avait
pas attiré de félicitations!

L'anatomie était une étude de base pour tous les
étudiants en médecine. Cette connaissance, cette
possibilité de dissection, les médecins l'avaient
gagnée au prix de risques et d'efforts. La dissection
était interdite au Moyen Age alors que les médecins
savaient déjà que la connaissance du corps humain
était indispensable à leur art. J'ai toujours beaucoup
aimé une gravure qui était exposée dans une librairie
de la rue de l'École de médecine. Elle représentait
des étudiants au Moyen Age qui emmenaient pour le
disséquer un cadavre dans une barque sur la Seine.
Ils l'avaient volé à la morgue de l'Hôtel Dieu. Ces
étudiants avaient de grandes capes et le chapeau
bicorne traditionnel de l'époque... Ils passaient par
les sous-sols de l'hôpital. Deux d'entre eux portaient
le cadavre, le troisième les attendait à quai dans une
barque. Cette gravure symbolise l'effort des médecins pour obtenir le droit à l'exploration directe du
corps humain. Depuis longtemps ce droit est léga-
lisé. Ne l'abandonnons pas. L'anatomie est une des
grandes bases de la science médicale, plus encore
évidemment pour le chirurgien que pour le médecin.
Je trouve lamentable que dans le nouveau programme proposé pour le concours de l'Internat ne
figure pratiquement plus l'anatomie.

Ces dernières années, l'entrée de la physiologie
sous toutes ses formes est un immense progrès dans
les études médicales. Maurice Rapin parle dans son

livre des enrichissements que la compréhension physiopathologique des troubles a apporté à la médecine moderne. On ne saurait le nier. Mais l'anatomie doit garder une place égale. On pouvait jusqu'alors prétendre qu'elle était essentiellement utile au chirurgien et beaucoup moins au médecin généraliste. Mais voici que l'apparition de la résonance magnéto-nucléaire lui donne un regain d'intérêt. L'anatomie a toujours été une connaissance essentielle sans laquelle le chirurgien serait comme un voyageur sans carte et sans poteau indicateur. Mais, avec la résonance magnéto-nucléaire, le médecin praticien non formé à l'anatomie se trouvera déconcerté devant les images étonnantes de précision et de netteté des différentes parties du corps humain. Ces images sont plus détaillées et plus précises encore que les planches de nos atlas, et une médecine sans connaissance suffisante de l'anatomie serait bien incapable de les interpréter.

Nous arrivons à la troisième étape : l'exécution physique de l'opération. L'adresse manuelle y joue un rôle certain. Au temps de mon internat, j'ai vu des maîtres de l'époque exécuter de véritables tours de force opératoire, avec brio, élégance, rapidité. Quelquefois, il faut bien le dire, la recherche du spectaculaire était évidente. La chirurgie a beaucoup évolué de ce point de vue également. La minutie, le soin du détail ont remplacé la rapidité. Avec les moyens d'anesthésie modernes, le temps ne compte pratiquement plus. La douceur des gestes pour ne pas traumatiser les tissus, la minutie de l'hémostase c'est-à-dire de la ligature ou de la coagulation des vaisseaux pour éviter tout suintement, pendant et après l'opération, sont devenus prédominants.

Mais ce souci du détail, s'il est servi par une réelle habileté manuelle, fait exécuter l'acte chirurgical en un temps raisonnable alors que certaines opérations « traînent » littéralement.

Comment le chirurgien apprend-il la technique chirurgicale ? Elle a pour base l'anatomie. L'apprentissage de la technique est d'abord livresque. Nombreux sont les livres dans lesquels voies et techniques sont détaillés par l'image et par le texte. Il y a ensuite les cours pratiques où, devant les étudiants, les interventions sont exécutées sur le cadavre. Tous les ans, des cours sont ainsi faits sous la direction de maîtres qualifiés. La communication est directe, les questions nombreuses. Les réponses sont données « sur le terrain ». Mais l'enseignement le plus fécond est celui que l'on acquiert interne débutant en aidant le chef de clinique, l'assistant ou le patron lui-même. Voir la succession des gestes, les enregistrer mentalement, l'aide le fait aisément puisque il est là, dans le champ opératoire : il tient les écarteurs, il noue les fils d'hémostase ou de suture. C'est véritablement là que l'on apprend son métier. Vient ensuite le moment où on va lui confier le bistouri. Pour des opérations simples un chirurgien expérimenté l'aide, le guide, le conseille en cas de difficultés, prend le relai : au bout d'un temps variable, on juge que l'interne peut voler de ses propres ailes et qu'il possède une maîtrise suffisante pour pouvoir opérer seul.

Lorsque j'étais étudiant, je notais chaque soir sur mon çahier les détails de techniques que j'avais vues dans la journée et je les méditais. Mais il en est de l'opération comme d'une bataille : une difficulté imprévue surgit et le plan de départ peut en être bouleversé. Il faut savoir changer de tactique et faire face à toute situation nouvelle. Les solutions de rechange viennent à l'esprit. Entre elles, c'est encore un choix...

J.J.

CHAPITRE 6

LA DÉCOUVERTE ET SON APPLICATION A L'HOMME

(Interdépendance des sciences)

La médecine et la chirurgie participent évidemment à ce mouvement en avant qui anime actuellement toutes les sciences. Certaines sciences, ou recherches qui, il y a trente/quarante ans, étaient bien loin des préoccupations du médecin, ont actuellement un rapport direct avec nous et nous apportent des solutions que nous n'envisagions pas. De là, un élargissement considérable de nos horizons et la nécessité pour le médecin d'avoir, suivant le mot de Molière, « des clartés de tout ». Sinon des clartés de tout, du moins un champ de connaissance autrement étendu que celui du temps de nos études.

Le médecin actuel ne peut évidemment être un Pic de La Mirandole, ce vaste esprit du XVᵉ siècle en qui se résumait toutes les connaissances de l'époque; mais il doit être à même de poser aux savants des autres disciplines les questions qui le touchent et d'en interpréter les réponses... C'est en effet un appel incessant aux biologistes, aux histologistes, mais également aux ingénieurs, aux chimistes, etc. Donnons quelques exemples : pour les greffes, il faut suivre les progrès de l'immunologie, pour les endoprothèses articulaires, celles de la métallurgie et des nouvelles matières plastiques... Nous devons en outre tous suivre l'apparition d'antibiotiques nouveaux. Le médecin a donc plus que jamais le devoir d'être à l'écoute et de se tenir au courant des nouveautés, dans toutes les sciences voisines et de collaborer constamment avec bactériologistes, chimistes, immunologues, ingénieurs, mécaniciens, métallurgistes...

La conception d'une nouvelle technique, l'invention d'un nouveau procédé opératoire ou d'un nouveau traitement médical débouche sur son application à l'homme malade. Le passage de l'idée à l'application humaine est un long chemin hérissé de difficultés qu'il n'est pas sans intérêt de parcourir avec le chercheur.

Pour toute innovation, il y a deux perspectives dans les difficultés d'application à l'homme : la première est technique : c'est la certitude de ne pas nuire et la probabilité d'être utile; la seconde est l'implication psychologique causée par l'introduction dans la pratique d'une technique ou d'un médicament nouveau. Ce qui donne un exemple supplémentaire de l'intrication en médecine des problèmes techniques et des problèmes éthiques.

Lorsqu'un ingénieur, un informaticien ou un chimiste a une idée originale, il peut sans crainte la faire matérialiser; en cas d'échec, le dommage est purement matériel. En matière de chirurgie, nous ne pouvons prendre un tel risque. Le caractère d'expérimentation est inadmissible appliqué à l'homme et ne saurait être envisagé un seul instant.

Cette contrainte impose de prendre des précautions sérieuses entre la naissance de l'idée et son application sur l'individu. Le principe dominant est qu'il ne faut en aucun cas risquer de nuire au malade : c'est le *primo non noscere* des Anciens.

Nous allons voir maintenant le cheminement généralement difficile qui va de l'idée originale à l'application.

Ces trois étapes sont : la création, l'expérimentation et la mise au point, enfin l'introduction en thérapeutique humaine. Nous prendrons deux exemples : l'un en chirurgie (la création des endoprothèses) et l'autre en médecine (l'étude de la mise au point d'une molécule nouvelle).

Création des prothèses articulaires

En 1946, j'ai ouvert une nouvelle voie : le remplacement d'articulations profondément altérées par des pièces mécaniques qui étaient donc les premières articulations artificielles. Le chemin qui va de l'idée initiale à l'application humaine est long et comprend plusieurs étapes. Pour inclure dans l'organisme humain des pièces mécaniques à la place d'une hanche ou d'un genou, il faut tout d'abord employer une substance bien tolérée par l'organisme et qui réponde à des critères de solidité.

La première qualité est la tolérance du métal ou du plastique par les tissus humaines : au contact de ces substances, il ne doit y avoir aucune réaction. Seuls certains métaux, certains plastiques, certaines céramiques ne donnent pas lieu à des réactions de rejet. *L'intolérance* par les tissus connaît différentes formes. Le corps étranger inclus peut provoquer une réaction de sclérose des tissus, muscles et ligaments qui deviennent durs, s'épaissirent et forment une véritable coque. Dans d'autres cas les tissus se tuméfient et deviennent douloureux. Bientôt la peau rougit et finit même par s'ulcérer cependant que du liquide s'écoule et qu'une fistule s'établit. Ces réactions se produisant en dehors de toute infection qui, elle, est due à des microbes.

La bonne tolérance d'une substance se vérifie par son inclusion dans une culture de cellules et – en chirurgie expérimentale – en mettant au contact des muscles et des os des fragments du métal ou du plastique. L'animal choisi est souvent le cobaye ou le lapin. Des prélèvements sont faits, après un laps de temps variable, afin de laisser les phénomènes réactionnels se développer. Pour juger le résultat, on se base d'abord sur l'aspect macroscopique au moment de la dissection : il doit être normal. Mais il faut aller plus loin et demander à un histologiste qualifié d'étudier les cellules au contact : elles doivent être normales. L'apparition de macrophages signe l'intolérance! L'inertie tissulaire établie, vient ensuite l'étude des qualités mécaniques de la résistance au poids, à la flexion, à la torsion et à l'usure par frottement.

Il existe dans l'industrie mécanique des appareils qui peuvent faire jouer l'articulation sous une pression déterminée pendant des milliers de flexion/extension et qui simulent la marche. Cette épreuve de solidité franchie, reste à évaluer la permanence de la composition du métal inclus dans les tissus et en particulier *sa résistance à la corrosion*. Cette dernière est une ennemie redoutable. Elle provoque une « métalose » qui se traduit par un épanchement liquide et des traînées d'oxydation.

En métallurgie, des organismes spéciaux étudient ce problème. Il faut enfin observer la qualité des frottements des pièces articulaires les unes sur les autres pendant les mouvements. De cette qualité dépend en effet l'intensité des contraintes sur les pièces de prothèse c'est-à-dire l'importance des forces qui s'exercent sur leur scellement dans l'os. Le descellement des prothèses est la principale complication post opératoire.

En 1950, dans un article de la *Semaine des hôpitaux,* je prévoyais la difficulté majeure de la méthode des endoprothèses : leur fixation à l'os qui reste encore la préoccupation de tous les chirurgiens qui s'intéressent à ce problème. Deux solutions ont été données. La première est le ciment plastique (Mac Kee Farra, Charnley) adhérant à l'os et à la prothèse. Ce ciment donne une fixation de qualité avec un déchet de 5 à 10 %. Le descellement survient au bout d'un temps variable. La seconde solution (Robert Judet) est l'emploi d'un métal dont la surface est parsemée de multiples aspérités, métal poreux ou métal madéporique. C'est alors la prolifération des cellules osseuses dans les irrégularités du métal qui fixe l'endoprothèse.

De nombreuses expériences de chirurgie expérimentale ont été à la base de ces méthodes et en ont permis l'application à l'homme.

J'ai choisi l'exemple des protheses parce qu'il montre bien le long cheminement entre l'idée de départ et son application, mais aussi parce qu'il s'agit de la création d'une méthode très générale. Dès 1946, nous l'avons en effet, mon frère et moi, appliquée aux hanches, aux genoux, à l'épaule et aux pieds. Elle a connu et connaît encore, avec des modifications, une énorme extension. A la même époque (1946-1950), nous avons utilisé des os artificiels en méthacrylate de méthyl pour remplacer des os enlevés pour cause de cancer. Ainsi furent pratiquées trois fois l'ablation de l'extrémité supérieure de l'humérus, trois fois l'ablation de l'extrémité inférieure du fémur, deux fois celle de son extrémité supérieure. Les dimensions de la pièce étaient calculées sur des radiographies préalables puis les pièces étaient exécutées dans l'industrie. Certaines étaient très volumineuses (3/4 de l'humérus).

Les muscles étaient rattachés dans de petits tunnels creusés dans la substance. Les résultats fonctionnels étaient bons mais nous ne disposions pas à l'époque des puissants moyens anticancéreux actuels, (chimiothérapie ou autres) que nous avons maintenant et, au bout d'un temps variable, apparaissaient des métastases qui provoquaient dans un délai variable la mort des opérés.

La méthode de résection des tumeurs osseuses avec remplacement par prothèse connaît une grande vogue actuellement car nous sommes mieux armés pour combattre le cancer.

L'inclusion, par les chirurgiens orthopédistes, d'articulations mécaniques a ouvert une voie dont nous ne pouvons encore mesurer toutes les conséquences. Ils ont fait la preuve que des pièces mécaniques étaient bien tolérées et pouvaient fonctionner pendant des années dans l'organisme humain. C'est à la suite de leurs travaux qu'ont été créés les cœurs artificiels...

Conception d'une molécule thérapeutique

Le passage de la conception *d'une molécule théra-peutique* à son application humaine est très complexe. Le non-danger et l'efficacité sont les principes dominants. Une succession de règlements et de décrets d'application ont défini avec minutie les épreuves que doit subir le médicament avant d'être livré au public. Les drames du Stalinon et de la poudre Baumol ont servi d'enseignement et ont abouti à la réforme 1959-1960. La méthode consiste à vérifier l'innocuité du produit et son efficacité mais aussi sa conformité avec la formule annoncée par le fabriquant. Ce sont des experts agréés par le ministère de la Santé qui sont chargés de vérifier que ces conditions soient bien remplies. Le Marché commun a adopté une procédure détaillée proche de la législation française : les procédés de fabrication et leur contrôle; le contrôle du produit terminé; le contrôle de la stabilité du produit (il ne doit ni se dégrader ni se transformer).

Les analyses du produit sont chimiques et biologiques. Les épreuves biologiques sont primordiales. Les essais doivent être faits sur des animaux. Ils ont autant d'intérêt que les analyses chimiques. Les animaux sont étudiés dans leurs moindres réactions. Tous les organes et tissus sont analysés. Ce n'est qu'une fois ces différentes épreuves franchies que l'on pourra envisager l'application à l'homme. L'étape la plus délicate est dominée par une notion : ne pas nuire. La loi morale et le code de déontologie écartent toute idée d'expérimentation humaine. Claude Bernard a cependant dit : « On n'a le droit moral d'appliquer un nouveau médicament à l'homme qu'après la longue et minutieuse série d'épreuves que nous avons décrite. On a le droit de l'appliquer aux malades seulement si celui-ci a été averti qu'il s'agit d'un médicament nouveau et qu'il est consentant. Il est également licite d'essayer un produit nouveau sur l'homme sain s'il est volontaire pour cet essai. Aucune pression d'aucune sorte ne peut être exercée sur un être humain pour l'amener à consentir à un essai thérapeutique, ni promesse de raccourcir ou d'alléger la peine d'un prisonnier, ni promesse d'argent. »

Pour obtenir l'autorisation de mise sur le marché d'une spécialité, la procédure est complexe et semble bien offrir toute garantie de sécurité. Sont étudiées l'innocuité de la spécialité, son utilité thérapeutique, la constance de la qualité du produit.

Des experts agréés vérifient ces différents points. L'ordonnance du 4 février 1959 a codifié en détail tout le processus de contrôle qui précèdent la mise du médicament sur le marché. Périodiquement, ces conditions sont revues. Le Centre national de pharmacovigilance, qui émane du Conseil de l'Ordre, surveille l'application et éventuellement les complications de l'administration des médicaments. Par arrêté du 26 octobre 1983, un maximum de précautions pour la création et l'administration des médicaments sont prises par le Conseil des communautés européennes.

Toute nouveauté, tout progrès technique doivent être considérés en regard de l'homme auquel il est appliqué. Pour garantir le maximum de sécurité, existent l'expérimentation et, plus particulièrement, l'expérimentation animale. Nous ne rouvrirons pas ici le débat sur ce que l'on a appelé la vivisection. Pour ne prendre que mon exemple personnel, je puis attester combien il est pénible à un chirurgien qui aime les animaux de faire sur eux des interventions, des prélèvements, etc. La seule règle qui doit être absolue est qu'ils ne souffrent pas et que les objectifs de recherche soient précis et justifiés. Il faut aussi que soit évité le gaspillage qui préside souvent à des recherches vaines dès le départ. Pourtant, nous ne saurions, dans l'état actuel des choses, nous passer de l'expérimentation animale tant en chirurgie qu'en médecine. C'est en sacrifiant quelques singes que Salk a trouvé le vaccin contre la poliomyélite qui a préservé des centaines de milliers d'enfants. L'exemple doit suffire à convaincre... Cette étape expéri-

70

mentale, si pénible qu'elle soit pour notre sensibilité, est toujours indispensable.

Innovations chirurgicales

On doit, dans ce cas, avertir impérativement le malade que l'opération qui va lui être faite est une opération nouvelle. Pour bien lui montrer qu'on ne l'engage pas dans une aventure lui seront décrites toutes les précautions qui ont été prises pour la mise au point tout comme seront évoquées les chances de succès. Il n'est pas question de se passer de cette information. Il faut que le malade sache qu'il prend tout de même une part de risque, en réalité pas beaucoup plus grande que quand il s'agit d'intervention ou de médication usuels. Quand on a soi-même une opinion suffisamment favorable de la méthode nouvelle on peut faire partager sa confiance dans le résultat. Vis-à-vis de sa conscience, on est soutenu et guidé par un sentiment très fort puisqu'on a eu recours à un test qui ne trompe pas : « Je suis suffisamment sûr de la méthode que je propose puisque je n'hésiterais pas à l'employer pour l'un des miens et que je l'accepterais pour moi-même », nous disons-nous intérieurement.

L'article 16 du Code de déontologie précise : « Le médecin doit s'interdire dans les investigations ou les interventions qu'il pratique comme dans les thérapeutiques qu'il prescrit de faire courir au malade un risque injustifié. » Cette règle, cette loi doit impérativement guider les essais thérapeutiques en médecine. On sera évidemment plus à l'aise pour les pratiquer s'il s'agit de maladies sur lesquelles les traitements classiques n'ont pas de prise et bien sûr plus réservé s'il s'agit simplement de doubler ou d'améliorer un traitement déjà efficace.

Ainsi est franchie la dernière étape de la longue recherche qui conduit de l'idée créatrice à son application à l'homme. Avec les précautions que nous avons énoncées, avec les réserves que nous avons faites, les innovations en médecine sont possibles et indispensables sous peine d'une stagnation complète.

Malgré la tendance actuelle à éviter tous risques, à vouloir pour toutes choses des certitudes et des assurances, nous devons oser. Cette attitude qui fige la société et stérilise les progrès ne doit pas être la nôtre, à nous médecins. C'est Charles Nicole lui-même qui a écrit : « La conscience humaine, les lois, l'humanité et la conscience des médecins condamnent l'expérimentation sur l'homme mais elle s'est toujours faite, se fait et se fera parce qu'elle est indispensable au progrès de la science médicale pour le plus grand bien de l'humanité. »

Je n'ai pas à redire une fois de plus de quelles précautions cette expérimentation doit s'entourer. Nous savons en la pratiquant quelle énorme responsabilité nous prenons. Le sens des choix et des responsabilités fait partie de la vie des médecins. La marche en avant de notre art est à ce prix. Le risque est la loi de la vie et le moteur du progrès.

Cette présentation de l'évolution nécessaire de la médecine montre une fois de plus à quel point les questions morales et les problèmes techniques sont imbriqués.

J.J.

CHAPITRE 7

PARTICULARITÉS
DE LA CHIRURGIE DES OS
ET DES ARTICULATIONS

La chirurgie des os et des articulations présente
des caractères distinctifs des autres spécialités chirurgicales. C'est, tout d'abord, la lenteur du processus de
réparation. Après intervention, tous les autres tissus
de l'organisme – sauf les nerfs – ont une évolution
rapide vers la cicatrisation. Celle-ci une fois obtenue,
le processus de réparation est terminé. En chirurgie
viscérale (chirurgie du tube digestif ou urinaire, etc.),
le résultat bon ou mauvais est rapidement appprécia-
ble. En revanche, en chirurgie osseuse, le résultat
définitif n'est souvent acquis qu'au bout de quelques
mois ou même quelques années. Dans le cas d'une
fracture, la consolidation met généralement des mois
à être obtenue et s'il s'agit d'une fracture ancienne
non consolidée, le délai d'attente est encore plus
long. La réparation du cartilage, toujours aléatoire,
est dans tous les cas très longue.

Prenons pour exemple un cas de malformation de
la hanche. Lorsqu'on rétablit par une ostéotomie –
c'est-à-dire une section osseuse – une anatomie
normale, on fait disparaître les anomalies de pression. Or ce sont ces anomalies qui entraînent souvent
l'usure du cartilage. Mais le temps est long qui
s'écoule avant de savoir si le succès est obtenu. Une
servitude de temps pèse donc sur l'orthopédie et
impose au chirurgien osseux l'obligation de suivre

ses malades pendant des années; ce qui n'est pas le cas de la plupart des chirurgiens des autres spécialités. La réussite ou non du combat que nous livrons n'est connue que très tard. Ce qui explique aussi que les publications scientifiques doivent le plus souvent être différées afin de prendre leur signification. Au point que la *Revue française d'orthopédie* n'accepte les travaux sur les nouvelles prothèses que cinq ans après que les premières n'aient été posées. L'orthopédiste est donc soumis à l'épreuve du temps.

Autre caractéristique de cette spécialité : c'est l'évidence du contrôle des résultats par le malade lui-même alors qu'il ne peut avoir une opinion ou une appréciation sûre de ce qui se passe derrière la paroi abdominale ou dans la boîte crânienne. Le malade ne peut juger que des résultats fonctionnels alors qu'il voit immédiatement si sa jambe est droite ou non, si elle est raccourcie ou pas. Le chirurgien osseux est donc sous le feu de critiques éventuelles si la morphologie n'est pas respectée. En conséquence, c'est après des opérations sur le squelette que les revendications des malades sont les plus nombreuses et les procès en responsabilité professionnelle les plus fréquents.

Pour progresser, la chirurgie des os fait appel à des techniques extrêmement simples : un ciseau à froid et un marteau suffisent à réaliser l'ostéotomie du bassin de Solter et celle de Chiari, la décortication ostéomusculaire de Robert Judet.

Les ostéotomies du bassin s'adressent aux malformations congénitales de la hanche. Celles-ci sont souvent les subluxations, c'est-à-dire que la tête fémorale n'est pas tout entière appuyée dans la cavité du bassin où elle joue normalement. Le but des ostéotomies du bassin est de redonner un appui total à ces têtes fémorales. Pour cela, on sectionne l'os iliaque au-dessus de la cavité imparfaite et on la mobilise de telle sorte que soit fait un plafond pour l'appui de la tête du fémur. La décortication ostéomusculaire consiste à détacher avec un ciseau à froid très fin et à frapper au marteau la couche superfi-

cielle de l'os au niveau d'une fracture non consolidée. Ainsi est formée autour du foyer de pseudarthrose une couronne de petites greffes osseuses qui
restent adhérentes au périoste et aux muscles d'où
leur arrivent les vaisseaux. Ces petites greffes, qui
ont conservé leurs vaisseaux nourriciers, déclenchent
la consolidation de l'os fracturé.

Ces trois acquisitions majeures de l'orthopédie
actuelle ont été obtenues avec une rare simplicité de
moyens pour créer ces techniques majeures, il n'a
pas été besoin de faire appel à une logistique lourde
nécessaire dans d'autres domaines de la chirurgie et
de la médecine. Il existe, il est vrai, d'autres sections
de la chirurgie où des conquêtes de premier plan
n'ont pas nécessité la mise en œuvre de mécaniques
compliquées, de laboratoires suréquipés ou de per-
sonnels nombreux. S'il est vrai que le progrès est
souvent assuré grâce à de puissants moyens, il est
réconfortant de voir que des bonds en avant peuvent
aujourd'hui encore dépendre de la force d'une idée.
Le chercheur solitaire a encore un rôle à jouer.

Autre particularité de la chirurgie des os : la
relation psychologique entre le malade et son médecin. La nécessité de contacts prolongés sur plusieurs
années crée un climat qui n'existe dans aucune autre
spécialité. Médecins et malades sont habitués à vivre
ensemble à travers les années le déroulement de la
maladie avec ses hauts et ses bas, ses espoirs mais
aussi ses déceptions. Il ne s'agit pas d'une rencontre
éphémère et épisodique. Le soutien moral du médecin au malade est donc tout à fait fondamental.

Voilà en résumé, tant sur le plan technique que
moral et psychologique, les particularités de la chirurgie orthopédique et des contraintes qu'elles impo-
sent à celui qui la pratique.

Apport de la microchirurgie à la chirurgie osseuse

Nous apprenions dans nos années d'étude à la
Faculté de médecine que chaque os recevait au
moins un pédicule nourricier – c'est-à-dire une

75

artère et une veine – qui, en un point quelconque, pénétrait par un orifice dans l'os et dans la moelle osseuse. Le point de pénétration était très visible sur un os d'étude, sur un os sec et nous repérions avec soin sa situation. Ce que devenait les vaisseaux après cette pénétration restait mal éclairci et à vrai dire ne nous intéressait guère. Vinrent ensuite les travaux de Leriche puis de Trueta. Ce dernier, par des injections opaques chez les sujets d'amphithéâtre, montra la richesse de la circulation intraosseuse. Celle-ci comprend un réseau médullaire, un réseau dans la corticule, la partie solide de l'os et enfin, un réseau périostique, le périoste étant l'enveloppe souple de l'os.

Ainsi est apparue la richesse de la circulation sanguine dans l'os qui, comme tous les tissus du corps humain, vit par cette irrigation sanguine.

Lorsque l'on fait une greffe classique, on prélève sur le tibia ou sur l'os iliaque, un fragment osseux du volume et de la longueur souhaitée. Ce greffon prélevé, on le transporte sur la zone à greffer. Ce peut être une fracture non consolidée, une perte d'un fragment osseux à la suite d'une fracture, une greffe rachidienne pour consolider une colonne vertébrale... Le greffon ainsi détaché du squelette et transporté à distance n'a plus aucune connexion vasculaire; aucun apport sanguin n'est possible à son niveau. Les cellules du greffon meurent au bout de quelques heures et il n'agit que comme apport d'élément chimique calcique en particulier et protéinique : le tissu du greffon doit être réhabité par des cellules à partir de l'os sur lequel il a été placé. Le greffon libre est certes efficace mais son action est très lente. Dans certains cas, perte de substance étendue, os pathologique, son action est insuffisante.

Le greffon pédicule, ou transplant, répond à des cas difficiles. C'est un segment osseux prélevé avec son pédicule nourricier. Les lieux privilégiés de ce prélèvement sont la crête iliaque au niveau du bassin et le péroné, accessoirement, les côtes.

Le prélèvement comporte la dissection de l'artère

76

et de la veine nourricière sur la plus grande longueur possible avec des instruments très fins puis l'ablation au ciseau marteau du bloc osseux désiré.

Au niveau de la crête iliaque, deux pédicules vasculaires sont utilisés. La crête iliaque est prélevée en masse. Il est même possible, si on veut utiliser la peau qui recouvre cet os, de le faire, car elle est irriguée par les mêmes vaisseaux que l'os sous-jacent. On dispose ainsi d'un bloc cutané osseux volumineux, capable de combler des pertes de substance étendues.

Au niveau du péroné, on dispose de deux éléments particulièrement favorables. L'artère nourricière aborde le péroné à sa partie moyenne et cette portion de l'os (tiers moyen) peut être prélevé sans nuire à la fonction. Les parties fonctionnelles du péroné étant son extrémité supérieure et surtout son extrémité inférieure.

L'opération est menée de la façon suivante : le microchirurgien dissèque le pédicule vasculaire du futur transplant. Celui-ci après l'isolement de ses vaisseaux est détaché avec soin. En même temps, le chirurgien osseux prépare la zone à greffer : résection des parties osseuses nécrosées ou sans vitalité et des parties molles lésées environnantes, avivement de l'os restant. Le transplant est ensuite placé dans la zone ainsi préparée et fixé. Si nécessaire, des vis, une plaque ou tout autre procédé mécanique sont mis en place.

Le microchirurgien fait ensuite le dernier temps opératoire en anastomosant, en suturant l'artère et la veine du transplant à une artère et une veine choisie au niveau de la zone à greffer.

Ces opérations sont longues, délicates et demandent des chirurgiens parfaitement entraînés. Le fait d'agir en même temps, à deux équipes, l'une réalisant le temps osseux, l'autre prélevant le transplant puis assurant le rétablissement circulatoire abrège considérablement cette opération. Dans les cas les plus complexes, on parvient à la réaliser en deux heures et demi, trois heures.

Les résultats sont très remarquables; des fractures pour lesquelles les opérations classiques avaient échouées, consolident. *Un cas est particulièrement démonstratif.* Une affection rare mais jusqu'alors de traitement très difficile est *la pseudarthrose congénitale.* Des enfants naissent avec un os fracturé et cette fracture n'a pas consolidée. Les techniques classiques nécessitent plusieurs opérations qui, d'ailleurs, ne sont pas toujours couronnées de succès, car il s'agit d'un os pathologique, d'un os malade. Une transformation radicale du pronostic est survenue depuis que nous procédons à l'ablation de toute la partie pathologique du tibia qui peut être fort étendue et que nous la remplaçons par le péroné du côté opposé, transplantée aves son pédicule. Celui-ci est suturé bout à bout à une artère et une veine de la jambe. Ce transplant vivant se développe d'une manière étonnante, grossit, augmente de volume et ce péroné devient un véritable tibia par sa forme et par son volume.

Une autre application très intéressante de la méthode est l'emploi du péroné pédiculé pour le traitement des nécroses aseptiques de la tête fémorale. Pour des raisons que nous ne connaissons pas souvent les artères qui irriguent la tête du fémur sont obstruées et ne débitent plus. L'os finit par s'effriter, l'articulation de la hanche devient douloureuse, ses mouvements se limitent et une grave impotence s'installe. Ajoutons à cela, que la nécrose aseptique frappe surtout des gens jeunes de vingt-cinq à quarante ans. La tête fémorale détruite, on recourt à la prothèse totale, opération de sauvetage. Il serait beaucoup plus satisfaisant d'empêcher par une opération conservatrice la destruction de cet élément essentiel qu'est la tête du fémur. C'est ce que nous avons tenté avec Henri Judet et Alain Gilbert. L'idée est d'enlever le tissu mort, le tissu nécrosé et de le remplacer par de la spongieuse iliaque, os de qualité pour les greffes. Un péroné avec son pédicule vasculaire est implanté dans le col du fémur et dans la tête, et son but est d'apporter une nouvelle irrigation sanguine à l'os greffé. A la face antérieure du col du fémur passe un beau pédicule vasculaire celui de l'artère circonflexe antérieure et de sa veine. L'artère du pédicule péronier est suturée à la circonflexe antérieure et la veine qui l'accompagne à la veine du péroné.

Exécutée à deux équipes, comme il a été décrit, cette opération délicate et très importante se déroule en un temps raisonnable. Ses résultats sont très intéressants. Si l'opération est faite à temps, avant qu'une partie trop importante de la tête fémorale ne soit détruite, les résultats sont bons trois fois sur quatre, ce qui, étant donné la gravité de cette affection est remarquable. Hanches indolores, mouvement normaux ou suffisamment étendus pour la vie courante, le métier peut être continué.

Enfin une perspective très intéressante a été ouverte par ces techniques, ainsi *lorsque un cartilage de croissance a été détruit* par un accident. Le développement du membre est alors arrêté et une asymétrie des membres inférieurs en résulte. On utilise la zone de croissance os et cartilage de la crête iliaque ; ce prélèvement n'est pas nocif. Les premiers résultats de cette technique sont encourageants. Ils demandent à être confirmés mais, si leur évolution était favorable, ce serait la réponse à un problème difficile de l'orthopédie infantile.

Disons pour conclure que les transplants osseux pédiculés ont d'ores et déjà acquis une place de choix en chirurgie osseuse.

J. J.

TROISIÈME PARTIE

LA PRÉVENTION

CHAPITRE 8

L'EMPIRISME AVANT LA SCIENCE

Trois conditions déterminent l'efficacité de la prévention : la connaissance des causes des manifestations pathologiques que l'on désire éradiquer; la connaissance complète des conditions nécessaires et suffisantes pour que ces causes produisent leur effet sur l'homme; des dispositions législatives et des moyens capables de supprimer les causes ou leurs effets.

L'homme a toujours combattu les maux qui le frappent. La connaissance empirique des rapports de cause à effet puis des moyens à mettre en œuvre fut et demeure la meilleure de ses armes. C'est elle qui a permis la naissance de la médecine. Mais cette connaissance et l'autorité qu'elle donnait effrayèrent. Le pouvoir de guérir et de prévenir fut confisqué par les prêtres et les magiciens. Aux recettes d'une approche scientifique élémentaire succédèrent les incantations, la prière et les pratiques magiques, anges gardiens néfastes de nos illusions.

L'interdiction de la viande de porc – parasitée – et de l'alcool – naufrageur de l'âme – sont d'excellents exemples de mesures d'hygiène imposées par la religion. Nul doute que la consommation obligatoire de poisson le vendredi, les jeûnes et le Carême n'aient été conçus à l'origine non comme des moyens de rééducation alimentaire mais comme des sacrifices consentis pour la rémission des péchés. Le transfert d'un geste laïque en un rite religieux produit des effets pervers : certaines pratiques d'hygiène ont pu disparaître avec le tiédissement de la foi.

Heureusement, l'homme est trop indocile, trop curieux et doué de raison pour se laisser enfermer dans des dogmes et des diktats. Le Français, disait André Gide, vit six jours avec la raison et le dimanche avec la foi. L'effort continu d'un petit nombre a permis à l'empirisme de devenir une approche scientifique, de connaître, certes, des échecs momentanés mais de réussir aussi des croisades fulgurantes.

La peste, fossoyeuse particulièrement performante de nos ancêtres, et la lèpre, émietteuse tenace de leurs extrémités, disparurent lentement de nos contrées pour des raisons incomplètement élucidées. L'éradication de la variole, contre laquelle n'existe encore aucun médicament efficace, démontre la valeur exemplaire d'une observation bien faite et de conclusions bien menées. Un médecin anglais, Jenner, remarqua que ceux qui trayaient les vaches atteintes de la vaccine et portaient aux mains les lésions de cette maladie bénigne ne contractaient jamais la variole. Cette vaccine fut donc inoculée aux enfants et aux adultes. Grâce au génie et au courage de Jenner, la variole était à terme condamnée sans que son virus fût connu et que les voies de la contagion soient parfaitement élucidées. Pour une complète victoire, la vaccination devint obligatoire. Tout voyageur dut s'y soumettre. Aujourd'hui, nous pouvons parcourir le monde sans carnet et sans vaccination, mais l'O.M.S. veille. Un retour offensif est toujours possible, il y a toujours un virus quelque part.

Une observation bien faite ne suffit pas. L'histoire de Semelweiss est, à cet égard, exemplaire. Assistant dans une maternité de Vienne dirigée par Klein, il est confronté à une infection qui décime les femmes en couches : la fièvre puerpérale. Ce n'était pas une femme sur dix mais huit sur dix qui mouraient ainsi; au point que cette maternité était baptisée la « maternité de la mort ». Les familles sortaient précipitamment les femmes en douleurs pour les faire accoucher dans la rue aux portes de l'hôpital et les arracher ainsi à la terrible malédiction intra-muros.

La chance aide à la découverte les esprits préparés et curieux. Elle voulut que l'hôpital fût pourvu de deux maternités dont une avait de bien meilleurs résultats que l'autre. Semelweiss comprit immédiatement qu'il tenait là le moyen d'élucider les causes de ce massacre. Les deux maternités avaient la même clientèle socialement défavorisée et des pratiques obstétricales similaires. Après une longue traque semée d'embûches – le bruit de la sonnette des derniers sacrements avait même été accusé! –, il repéra une différence : à la « maternité de la mort », les étudiants en médecine pratiquaient les accouchements, dans l'autre c'était les sages-femmes.

Sans le protocole rigoureux des expériences contrôles, il passa au crible les comportements et les activités de ces deux groupes que ne distinguaient pas seulement le sexe et l'uniforme. Il remarqua que les étudiants, avant de prendre leurs fonctions hospitalières, passaient chaque matin par l'amphithéâtre pour apprendre l'anatomie en disséquant des cadavres pourrissants. Il eut l'intuition fulgurante que ce passage rapide des miasmes de la pourriture dans l'utérus largement perméable des parturientes était « la cause » et il écrivit : « Les mains, par leur seul contact, peuvent devenir infestantes. » Pasteur, plus tard, expliquera la cause en découvrant les microbes et en mettant leur rôle en évidence. Mais la responsabilité de ces mystérieux miasmes faisait de l'autopsie à main nue le suspect n° 1.

Pour établir la culpabilité des microbes, Semmelweiss eut l'idée de sa vie : il obligea étudiants et médecins à se laver les mains dans une cuvette remplie d'une solution antiseptique avant l'intervention et non après seulement. Le génie est dans ce *tempo*. Le résultat dépassa toutes les espérances. La mort abandonna le service. Les statistiques devinrent meilleures que celles des autres maternités. Semmelweiss, triomphant, eut le tort de vouloir astreindre le redoutable Klein, son chef de service, à la même règle. Considérant sans doute ce geste d'hygiène comme indigne de son rang, Klein refusa. Semmelweiss s'entêta, s'emporta. L'irréparable se produisit. Il fut obligé de quitter le service. Malgré l'absence de preuves directes, il eût peut-être comme Jenner triomphé. Malheureusement, les plus élémentaires rudiments du faire-savoir et du savoir-faire lui faisaient défaut. Pasteur, en dépit des preuves scientifiques qu'il tenait et de son prodigieux esprit expérimental, aurait vaincu beaucoup plus difficilement sans l'art de la controverse et des relations publiques. Il aurait fait un tabac à la télévision. Pasteur mourut pratiquement déifié par la Troisième République et Semmelweiss, devenu fou, se suicida lors d'une séance improvisée d'autopsie : il se blessa et fut tué par les mêmes microbes qu'il avait défié sur leur terrain.

Tant que son caractère contagieux ne fut pas reconnu, la tuberculose put tuer plus ou moins romantiquement jeunes filles en fleur, pianistes de talent, reines du demi-monde mais aussi manants de toutes conditions. La découverte du microbe par Koch, l'élucidation progressive des voies de la contagion, rendirent périmées les vertus prophylactiques et thérapeutiques précaires du climat sec et chaud et de la nourriture saine. L'isolement, le pneumothorax thérapeutique et la mise en place de crachoirs diminuèrent les sources de diffusion. Ces collecteurs de salive individuelle ou collective ornaient mon livre de classe conçu et illustré par les missionnaires laïques de l'hygiène. Le bas Berry de mon enfance n'était pas équipé de cet archétype de la prophylaxie militante. Le seul crachoir qui m'ait marqué est celui où Dean Martin va récupérer un *silver dollar* lors d'une scène d'anthologie westernienne.

Mais la tuberculose continuait. Lors de mes débuts hospitaliers, mon premier patient fut un malheureux enfant atteint de méningite tuberculeuse. Pour porter le diagnostic, le médecin avait attendu la certitude absolue que donnait la découverte du bacille alcoolo-résistant dans le liquide céphalorachidien. Comment faire autrement puisqu'il s'agissait d'un arrêt de mort? J'entends encore ses paroles : « Lorsque vous verrez apparaître le signe du " ventre en bateau ", la fin sera proche. » Le petit matin où je vis en effet le ventre du jeune malade creusé comme la coque de la barque de Caron, il fallut préparer la mère à l'issue fatale. Les livres ne disaient rien sur ce sujet, ils sont restés muets et ils ont raison. La vaccination par le B.C.G. et enfin les antibiotiques ont pratiquement fait disparaître le fléau. Les sanatoriums sont déserts.

J'eus la chance en 1952 de rencontrer Waksman, Prix Nobel, après sa découverte de la streptomycine. Ému par la présence d'un si grand homme, je lui montai sur les pieds en entrant dans l'ascenseur du Massachussets General Hospital. Il s'excusa immédiatement. J'en conclus peut-être un peu vite que, aux États-Unis, si vous marchez sur les pieds de quelqu'un qui s'excuse le premier, il s'agit certainement d'un Prix Nobel. Certes, nous observons encore quelques cas de tuberculose mais, diagnostiqués rapidement, le traitement les guérit. Bientôt les efforts de toux simulés par l'actrice qui joue *la Dame aux camélias* seront le seul modèle sémiologique accessible à ceux qui étudieront les symptômes de la phtysie galopante. Le reste sera sur ordinateur.

Le paludisme n'est plus un fléau qui décimait les explorateurs, les équipes d'ouvriers sur les chantiers exotiques et les populations autochtones non protégées héréditairement. Faute de pouvoir occire le plasmodium, responsable de l'infestation sanguine et de la fièvre chaude dans la nature, les efforts ont porté sur l'extermination du vecteur : le moustique anophèle, vampire ailé des nuits marécageuses. Le pétrolage des mares et les gigantesques épandages de D.T.T. ont considérablement réduit cette indésirable espèce. Par ailleurs la prise d'antipaludéens avant, pendant et après un séjour en territoire douteux – ne croyez pas toujours les affirmations des officiels du tourisme! – suffit à protéger efficacement le voyageur avisé. Mais il suffit d'un cyclone ravageur ou de l'immigration clandestine d'un anophèle à bord d'un Jumbo Jet pour qu'éclatent quelques cas dans une île de rêve ou dans les environs immédiats de Roissy. Tout est compris dans votre forfait-vacances. Mais, pour bien comprendre ce qui fait déchanter quelques retours, mieux vaut consulter un spécialiste de médecine tropicale.

Le tétanos ne résista pas à Ramon. Cette maladie, le plus souvent mortelle, est due aux effets de la multiplication du bacille tétanique, introduit dans les tissus par une plaie. Tout commence habituellement par une contracture des muscles de la mâchoire – ou trimus. Ces spasmes deviennent abominables et se généralisent. Ce qui rend cette maladie particulièrement redoutable est la forme de résistance prise par le bacille en dehors d'un écosystème humain ou animal : la spore. Elle est partout. Le crottin de cheval est sa résidence favorite. Durant la Première Guerre mondiale, à l'Institut Pasteur de Paris, Ramon et ses collaborateurs mirent au point deux moyens de prévention. Le sérum contenait les anticorps développés dans le sang d'un cheval chez lequel l'on avait injecté la toxine tétanique rendue inoffensive. Son injection au blessé récent le protégeait et le protège toujours contre le tétanos pour une durée de trois semaines. Une de mes élèves infirmières, au temps de mon internat, résuma joliment cet effet en écrivant dans sa copie : « Le blessé est trop fatigué pour fabriquer lui-même ses antitoxines. C'est le cheval qui s'en chargera. »

La vaccination par injection directe de la toxine inoffensive protège tout individu après le délai nécessaire à la fabrication des antitoxines. Ce merveilleux programme thérapeutique fut et reste d'une efficacité exemplaire. Les effets secondaires parfois désagréables du sérum d'origine équine ont disparu depuis l'usage d'une forme purifiée. Nos pères et nos cousins en tenue bleu horizon échappèrent au moins à cette cause de mort et avec eux tous les civils. Nous ne devrions plus observer de cas de tétanos puisque la vaccination est obligatoire pour les enfants et les appelés, puisque l'injection de sérum est un impératif absolu chez tout blessé non correctement vacciné, c'est-à-dire non porteur de son carnet de vaccination. Or il n'en est rien.

L'injection de sérum ne protège le non ou mal-vacciné que trois semaines. Si la plaie reste ouverte plus longtemps, le tétanos peut se déclarer et tuer. Certaines plaies chez des sujets non vaccinés (femmes âgées, immigrés, réformés du service militaire) ne semblent pas justifier le geste salvateur : simples égratignures, hématome sous l'ongle, brûlure d'apparence bénigne, ulcère de jambe, mal perforant plantaire, petite intervention sur les orteils soumis à la contamination tellurique. Le législateur est pourtant particulièrement sévère : le médecin doit impérativement chez tout blessé – et cela quelle que soit l'importance de la blessure – prescrire une injection de sérum. Un tribunal de Toulouse en 1973 a encore renforcé la responsabilité du praticien qui doit s'assurer que l'injection a bien été faite. Le médecin n'est absous que s'il peut prouver avoir eu en main un carnet de vaccination en règle. Dans notre service, nous avons comme règle la séro-anatoxiprévention de tout patient non ou mal vacciné. Ce mot barbare indique que sérothérapie et vaccination sont immédiatement associées. Le blessé reçoit une injection de sérum destiné à la protection immédiate; puis, après un court délai et à un autre endroit, avec une autre seringue, la première injection nécessaire à la vaccination. Bien entendu chez le patient connu et responsable, la consultation du carnet de vaccination peut avoir lieu le lendemain. Si le blessé se trouve encore dans les bons délais, une injection de rappel suffit.

Sinon il faut tout recommencer. Pourquoi risquer la mort dans les convulsions, même si nos collègues des centres spécialisés arrivent à force de trachéotomies et de drogues paralysantes à sauver certains tétaniques?

La rage est à la mode. Les renards ont transporté son virus depuis la Pologne jusqu'aux portes de Paris. L'âne de Brialy a été atteint. Une greffe de cornée prélevée sur un cadavre infesté par le virus a tué celui qui croyait voir grâce à elle. Le film de Sacha Guitry a popularisé la découverte du vaccin par Pasteur et sa mise en application – avec quelles angoisses! – sur Joseph Meister, jeune Alsacien. Sauvé, il devint concierge de l'Institut où – statufié – il nous accueille encore. Il ne saurait être question de nous vacciner. En revanche, la vaccination de nos animaux familiers, vulnérables à cette maladie des nerfs puis des centres nerveux et toujours mortelle, est obligatoire aujourd'hui. Une inquiétante et excessive sensiblerie magnifiée par les médias fait qu'un animal en péril mobilise davantage l'opinion publique que l'assassinat d'une vieille dame. Un chat ou un chien errants enragés ont toutes les chances de rencontrer une âme compatissante qui tentera de les nourrir sinon de les adopter en oubliant que le meilleur moyen de remercier la main qui vous donne est de la mordre.

Toutes ces campagnes victorieuses de la prévention ont organisé le convoi funèbre de nombreuses parasitoses et de presque toutes les maladies infectieuses graves. La diphtérie – qui étouffait ou paralysait –, la scarlatine – qui assassinait proprement les reins après un grand feu d'artifice muqueux et cutané –, la poliomyélite qui vous coupait bras et jambes, avec parfois le souffle en prime –, la rubéole – patte de velours qui ne sortait ses griffes que pour transformer les enfants de l'amour en handicapés – disparaissent lentement des pays développés. Mais l'histoire ancienne et l'actualité nous enseignent que rien n'est définitivement gagné. Des fièvres typhoïdes dont les germes sont résistants aux antibiotiques éclatent par terribles épidémies dans des paradis touristiques. Des maladies à virus plus ou moins connus déciment brusquement un village. Et que dire du Sida ? Nous devons considérer le tableau d'honneur impressionnant de la médecine contemporaine avec la même joie courte que nous donnaient nos livres de prix. Tout reste à faire.

R. V.

CHAPITRE 9

LA PRÉVENTION DE L'INFECTION

L'approche scientifique ne peut résoudre tous les problèmes posés par la prévention car la connaissance des causes est encore incomplète. Les facteurs favorables à l'action sur l'homme ne sont pas tous connus et les moyens de blocage sont soit ignorés soit impossibles à mettre en œuvre efficacement.

La prévention de l'infection d'une plaie est un merveilleux exemple de notre relative impuissance. L'opinion publique est habituée aux miracles préventifs des vaccinations, même si un incident ou un accident suscitent parfois des campagnes de presse particulièrement déplacées. Habituée à voir les infections terrassées par les antibiotiques, comment l'opinion publique pourrait-elle admettre que la piqûre la plus anodine – par écharde ou épine de rose – puisse déclancher une infection capable d'obliger à l'amputation du doigt blessé ? A l'hôpital Boucicaut, les plaies de la main – bénignes ou graves – sont le lot quodidien de nos équipes du service S.O.S Main. Malgré tous nos soins et notre vigilance, nous déplorons 4 % d'infections, heureusement jugulées à temps dans la plupart des cas.

Étudions les rapports des forces en présence : les microbes, nos ennemis, ont été les premiers habitants de notre globe. Puis, à l'époque secondaire, ils ont vu les grands reptiles sortir des eaux. Certains se sont sentis une âme de parasites. Ils ont quitté leurs rochers, leurs végétaux pour habiter ces quadrupèdes hardis. Lorsque l'homme apparut, il fut considéré immédiatement comme un ensemble locatif. Selon leurs affinités, les uns colonisèrent la peau et les orifices naturels, les autres le tube digestif, territoire béni, où la nourriture ne manque pas. Ceux qui occupent la peau ne sont pas agressifs et ne sauraient, lorsqu'elle est malencontreusement ouverte, mettre à mal la graisse et les autres tissus sous-jacents. Il existe malheureusement des germes en transit permanent qui sortent soit du nez comme le staphylocoque doré, soit de la gorge comme le streptocoque, soit des selles et qui agressent immédiatement les tissus exposés et vulnérables.

Tous les petits gestes de la vie courante tel l'arrachage des petites peaux des ongles, la manipulation maladroite d'un couteau, d'une aiguille, peuvent abîmer le frontière cutanée habituellement impénétrable. Ils font entrer les germes résidents, les germes en transit et ceux que notre activité a recueillis sur la peau ou collés sur l'instrument vulnérant. Cette charge explosive trouve souvent des conditions favorables à une ébauche de prolifération. Beaucoup ne sont pas capables de survivre aux nouvelles conditions de vie et meurent étouffés par leurs congénères plus actifs. Les autres se multiplient rapidement : c'est la guerre à coup d'enzymes destructeurs et de toxines nécrosantes.

Nous ne restons pas inactifs. Le système de défense identifie rapidement l'adversaire et se mobilise. Les vaisseaux se dilatent pour amener les renforts comme les taxis de la Marne. Les globules blancs spécialisés, les substances secrétées pour l'occasion entourent l'adversaire : rougeur, chaleur, douleur sont avec le gonflement les signes de l'inflammation. Comme toujours, la mobilisation est la guerre. Le combat peut tourner court. Les défenses ont gagné. Les agresseurs sont digérés et évacués. Mais la bataille peut être un moment indécise. Microbes et globules blancs mêlent leurs cadavres dans le pus. La peau est trouée et les morts sont évacués dans leur cercueil liquide. Le combat peut continuer. Les germes peuvent envahir la région, en utilisant les vaisseaux lymphatiques et butent alors contre les ganglions qui sont autant de places fortes. Ils peuvent aussi gagner le sang et créer une septicémie, heureusement rare.

Mais la mobilisation et la conduite du combat dépendent de facteurs locaux et généraux. Un patient affaibli par une grave maladie, un diabète par exemple ou un cancer, et donc soumis à des médications qui affaiblissent ses défenses, mobilise mal les combattants peu guerriers. La mobilisation n'est possible que là où existent des vaisseaux sanguins capables de se dilater et d'augmenter ainsi leur débit. Certains tissus comme les aponévroses, le cartilage sont de véritables villes ouvertes. Les microbes en font un festin plus ou moins rapide, qui ne cesse qu'avec la destruction totale de ces tissus pacifiques.

Conscient des imperfections de ses défenses, l'homme a toujours cherché à les améliorer. Hippocrate déjà incisait les abcès pour hâter la sortie bienfaisante du pus. Il s'émerveillerait de notre arsenal... et pourtant!

Certes, nous disposons des antiseptiques, et de nombreuses solutions alcoolisées tuent les germes sans merci. Dès lors, la prévention de l'infection paraît simple : désinfectons la plaie avec un antiseptique. La réalité est fort différente. En tuant les cellules vivantes, l'antiseptique trop concentré peut mettre à mal les tissus du blessé aussi bien que les microbes. Correctement dilué, il est inhibé partiellement dans son action par l'albumine du plasma sanguin. Disons pour être clair qu'il est aussi efficace qu'une troupe armée contre la guérilla champêtre ou urbaine. L'antiseptique ne tue les germes que sur la peau saine. Son efficacité, très aléatoire dans les plaies et les brûlures, est nulle pour une piqûre : les germes de l'infection sont protégés par la fermeture quasi immédiate de l'orifice.

Certes, nous disposons des antibiotiques. Leur efficacité est extraordinaire dans les affections médicales mais à peu près nulle préventivement car leur administration ne saurait empêcher l'infection locale. Certains disent que s'ils ne font pas de bien, ils ne font pas de mal. C'est inexact. Compte tenu de la grande fréquence des petites plaies, les inconvénients de l'antibiothérapie sont très importants. Les antibiotiques ont des effets secondaires indésirables, surtout dans un combat qu'ils ne sauraient gagner : allergies, troubles digestifs, fatigue, altération de la formule sanguine. Par ailleurs, ils modifient les ensembles microbiens qui vivent sur notre peau et dans notre tube digestif. Ils perturbent un équilibre fragile, nécessaire élément de la bonne santé infectieuse. Ils transforment les combattants : ils tuent facilement ceux qui ne sont pas doués pour résister et favorisent le développement de germes résistants beaucoup plus dangereux pour les tissus. Par un jeu subtil d'échanges de petites boules d'A.D.N., ils codent les agresseurs et leur permettent ainsi de s'adapter sans cesse à l'antibiothérapie. Pour ceux qui ne sont pas familiarisés avec la bactériologie et ces petites boules d'A.D.N. (ou plasmide), précisons que chaque germe combattant trouve facilement dans la « soupe » que constituent les liquides de la région infectée ces informations qui lui permettent d'échapper au danger. Grand-mère pénicilline favorise peu le super-armement microbien. Lorsque nous recevons un blessé placé systématiquement sous ce traitement, nous ne protestons pas mais nous le supprimons.

Notre position contre l'utilisation des antibiotiques paraît plus difficile à tenir lorsque le patient vient consulter dans les jours qui suivent l'accident et que les signes de l'infection locale sont apparus... Nous sommes pratiquement les seuls à ne pas utiliser les antibiotiques. Pour la majorité de nos collègues, ce refus ne se justifie pas. Or, l'antibiotique éteint la rougeur autour de la lésion, efface la lymphangite – c'est-à-dire les traînées rouges qui témoignent de l'inflammation des vaisseaux lymphatiques de

95

l'avant-bras – mais il est absolument incapable de stériliser le foyer. Tout au plus le masque-t-il et retarde-t-il l'intervention nécessaire en la rendant à la fois difficile et moins efficace. Notre affirmation est basée sur deux constatations.

Un de nos collaborateurs, J.-C. Richard, se remettant d'une fracture dans le service, eut le temps et le courage de revoir tous les dossiers de panaris. Après la difficile compilation de plus de 500 cas, il aboutit à une surprenante conclusion : dans aucun cas la prescription d'antibiotiques immédiatement après la blessure n'a eu d'action sur le panaris qui fut ensuite opéré dans le service. Pis, la prescription d'antibiotiques au moment où le panaris commence s'avère nuisible. Elle gêne la maturation, ralentit la formation du pus, crée un foyer subaigu. Le moment de la chirurgie, toujours nécessaire, reste à fixer et l'acte est malaisé. Venons-en à la prescription d'antibiotiques après incision d'un panaris qui continue à évoluer. En camouflant les signes d'alarme, les antibiotiques laissent évoluer l'infection qui s'étend traîtreusement. Nous amputons encore des doigts à cause de panaris mal traités. En notre âme et conscience, nous sommes persuadés de l'inefficacité absolue de la prescription systématique d'antibiotiques dès la blessure et après le début des signes d'inflammation. L'abstention de leur prescription, chez des patients confiants et accessibles au raisonnement, nous a montré soit des panaris opérés avec succès, soit des résolutions spontanées, plus fréquentes qu'on ne le pense.

Nous pouvons invoquer une autre preuve de cette affirmation en observant les morsures. Le nombre de chiens vivant en France et le nombre de morsures annuellement constatées (500 000) laisse rêveur. Mais il suffit d'errer entre les résidus métaboliques déposés pieusement par nos chiens-chiens sur les trottoirs et de venir à une consultation de chirurgie spécialisée pour acquiescer. Après le problème posé par la rage qui se règle en général par l'étude de

96

l'animal mordeur, se posent deux autres sujets d'inquiétude : l'infection locale et la possibilité d'une pasteurellose. *Pasteurella mulocida* vit dans la salive de 50 % de nos bêtes de compagnie. Nous l'avons cherché avec soin dans la morsure fraîche et l'avons trouvé dans une proportion non négligeable de cas. Si les conditions favorables à son développement existent, ce germe se multiplie, puis disparaît de la plaie. Dans les semaines qui suivent, des douleurs articulaires surviennent, avec gonflement. Un chirurgien perplexe peut opérer ces soi-disant arthrites infectieuses, ajoutant ainsi les séquelles d'un geste chirurgical inutile à celles de l'immobilisation. La cause de ces douleurs est inconnue. Il s'agit peut-être de phénomènes allergiques. Le traitement est possible par désensibilisation (laboratoire du Professeur Christol, hôpital Claude Bernard).

Répugnant à l'usage systématique à titre préventif d'un antibiotique pourtant actif dans ce cas précis, nous avons tenté de limiter cette thérapeutique aux patients chez lesquels l'examen bactériologique immédiat mettait en évidence *Pasteurella*. Un signe d'alarme existe mais n'est pas tout à fait constant et ne peut donc être utilisé : en cas d'inoculation de *Pasteurella* par une petite morsure assez bénigne pour que le blessé ne se livre qu'à une désinfection « incantatoire » des douleurs très vives, brutales, surviennent souvent. Cette sensation de brûlure locale est si intense qu'elle arrache, six heures environ après l'accident, la victime d'une morsure à ses activités. Pendant une année, la règle du service fut d'attendre les résultats positifs de l'examen bactériologique avant de prescrire l'antibiotique nécessaire et suffisant. Nous restions fidèles à notre principe : ne traiter qu'en cas de besoin. Or, le but de tout enseignement est d'abord de convaincre mais aussi d'obtenir la plus grande efficacité possible. Nous avons très rapidement été persuadés que jamais les 500 000 mordus ne subiraient un examen, délicat puisqu'il consiste à fouiller la plaie fraîche et parfois punctiforme à l'aide d'une pipette de verre. Nous sommes revenus à regret à la prescription systématique de l'antibiotique pendant une semaine. Ce traitement est assez généralement appliqué parce que facile. Il prévient la pasteurellose de façon satisfaisante et, croyions-nous, totale jusqu'au jour où nous avons observé une infection d'une articulation digitale à pasteurellose. C'était là l'exception qui confirme la règle. Beaucoup plus intéressant est le devenir des autres microbes, ceux qui provoquent la supuration. L'antibiotique prescrit dans les heures qui suivent la morsure était-il efficace sur eux aussi ?

Il aurait dû théoriquement les détruire. Il n'en est rien. Les morsures bénignes qui n'ont pas subi d'exploration et de nettoyage chirurgical et qui sont placées sous antibiotiques suppurent dans une proportion telle que l'efficacité de la thérapie sur les germes de la suppuration soit considérée comme nulle.

Faire un autre choix devenait difficile. Devions-nous déconseiller le traitement par antibiotiques lorsque la région piquée commence à devenir rouge, chaude et douloureuse ? Dans un service comme S.O.S. Main, cela est facile car tout panaris débutant est surveillé chaque jour et opéré dès que la preuve de l'échec de défenses locales est patent (entre le 2e et le 8e jour). Mais comment un médecin peut-il refuser les antibiotiques à des patients antibiophiles, à un musicien ou à un artisan ? Avec nos collaborateurs qui opèrent plusieurs panaris par jour, nous avons opté pour une solution bâtarde mais pragmatique. Devant tout signe inflammatoire succédant à une piqûre, nous conseillons la mise en route d'une antibiothérapie dirigée contre les duettistes habituels : le staphylocoque et le streptocoque. Si, deux jours après, les signes inflammatoires sont identiques ou aggravés, l'intervention sera nécessaire. L'arrêt des antibiotiques évite les atermoiements du processus inflammatoire dont nous avons signalé plus haut les inconvénients lors de l'excision.

A vrai dire, nous ne savons pas pourquoi cette

arme admirable échoue dans un combat aussi localisé. Les microbes introduits par l'agent vulnérant sont assez divers. Il y a ceux que portent l'écharde de bois, l'épine de rose ou le bâton qui sert à repousser la peau des ongles. Il y a ceux, résidents ou touristes, qui sont sur la peau au moment du drame. Les résidents sont dans l'immense majorité des cas de braves cellules qui sont peu enclines à massacrer les cellules de l'hôte qu'elles ont choisi et qui les nourrit. En revanche, les touristes sont plus inquiétants. La surface cutanée est balayée par ces hordes sauvages qui sortent des orifices naturels : nez, gorge, anus. Ceux-là sont pugnaces et disposent d'un armement métabolique idoine. Les circonstances particulières de l'accident peuvent offrir à l'intimité tissulaire violée un catalogue impressionnant.

Un jour, un des gorilles du zoo mordit sauvagement son gardien. L'assistant de garde effectua de nombreux prélèvements et passa une partie de la nuit à traiter les multiples lésions. Lorsque trois jours après les résultats revinrent du laboratoire, notre perplexité fut grande : une vingtaine de germes plus ou moins inconnus de nous avaient été cultivés, isolés et nominés! Les suites chirurgicales furent simples : sans antibiothérapie, le patient guérit. Une seule plaie, peu profonde, au niveau de l'avant-bras suppura et guérit par simple désunion et lavages. Le germe responsable était le staphylocoque habituel. Ses caractéristiques permettait de reconnaître celui qui nous parasite vous et moi en milieu urbain. Le patient n'avait été victime que du seul germe qu'il portait sur lui. Tous ceux de la salive du gorille n'avaient pas eu l'appétence nécessaire.

Il est donc vraisemblable que, dans l'aquarium tiède et obscur d'une plaie très vite refermée, les divers éléments de la charge microbienne connaissent des destins très différents. Les germes résidents de la peau ne résistent guère. Meurent-ils de leur transplantation ou de quelque coup de Jarnac assené par les globules blancs? Je ne saurai dire, mais le fait est là. Excepté le tétanos dont le développement est arrêté par les effets de la vaccination, les germes étrangers à l'homme ont peu de chance de survivre car il faut être « de la maison ». Il faut avoir choisi l'hôte humain lorsqu'il est apparu sur la terre.

Destin étonnant que celui d'une poignée de germes, abandonnant la terre, les végétaux, les bords des lacs et des rivières, pour venir parasiter au-dehors et au-dedans les premiers reptiles qui s'étaient aventurés sur la terre ferme avant de s'attaquer aux ancêtres de l'homme, de l'Australopithèque à l'Homo Sapiens assuré social. Le staphylocoque et le streptocoque se sentent chez eux. Les antibiotiques agissent bien sur ces microbes familiers. Leur maximum d'efficacité a lieu lorsque les flores microbiennes sont en voie de multiplication, préalable à l'infection. Or, ils n'arrêtent pas leur élan. On serait tenté de croire que cette inefficacité est due au brusque changement des germes. Nous avons cru, benoîtement, lors de l'état de grâce de l'antibiothérapie, que les germes isolés par le prélèvement bactériologique formaient une population homogène et que nos décisions thérapeutiques pouvaient être déduites de cette base solide. J. Acar et J.-F. Vieu, brillants bactériologistes, nous ont appris que les résultats d'un prélèvement doivent être considérés avec les mêmes précautions que ceux d'un sondage. Le sondage ne donne que l'avis des citoyens questionnés. L'examen bactériologique ne montre que les germes effectivement recueillis par l'écouvillon et qui ont bien voulu pousser sur le milieu de culture choisi. Adieu les minorités! L'examen de laboratoire donne des résultats vieux de trois jours. Comment ne pas tenir compte des changements? Les microbes ne manquent pas de moyens pour résister aux antibiotiques. Dans la troupe des staphylocoques se trouvent quelques individus doués génétiquement d'une résistance efficace. Leurs enfants obtenus par division rapide le seront aussi.

Il y a beaucoup plus grave encore. Dans la « soupe » planétaire, et en nous-même existent à l'état libre de petites boules d'acide désoxyribonucléique (cet A.D.N. qu'on vous propose, mesdames, en

100

produit de beauté). Elles contiennent des informations codées qui permettent aux germes bénéficiaires de résister victorieusement non pas à un mais à plusieurs antibiotiques. Au début du combat, les germes dépourvus de cet arsenal de survie meurent rapidement. Mais, très vite, soit en s'accouplant soit en recevant le colis par éléments interposés, un grand nombre de germes possèdent l'indispensable arme secrète. Nos globules blancs, spécialisés dans la guerre microbienne, ne peuvent changer leur capital génétique. Chez un individu donné, et à un instant précis, ils sont courageux ou lâches, peu ou très nombreux, aidés ou trahis, efficaces ou inexplicablement négligeants. La lutte qui les oppose aux microbes a été comparée au choc de deux Marchés communs. Celui des microbes est un inépuisable marché génétique. Il y a et il y aura toujours quelque part la petite boule d'A.D.N., le plasmide, capable d'affranchir le microbe de l'esclavage mortel des antibiotiques rencontrés. Il faut cependant que l'intendance suive. Heureusement pour nous, elle connaît des défaillances qu'utilisent pour notre plus grand bien les spécialistes des maladies infectieuses. Notre marché est un marché d'idées : celles que nous avons gardées de nos devanciers et celles qui ont cours du fait de nouvelles découvertes. La guerre n'est pas finie et nous serions bien avisés de ne pas sous-estimer l'adversaire.

Nous ne croyons pas que le développement des résistances microbiennes paralyse l'action des antibiotiques dans le cas particulier du panaris. Lorsque l'infection est arrivée à son terme chirurgical, nous pouvons examiner à loisir les responsables. Ils sont presque toujours sensibles « in vitro » c'est-à-dire en culture, aux antibiotiques utilisés. Est-ce à dire qu'ils résistent à toute action ? Lorsqu'ils s'échappent du foyer et gagnent l'autoroute des canaux lymphatiques pour un rodéo sauvage qui les conduit jusqu'au péage ganglionnaire, les antibiotiques ne les « loupent » pas. Les larges bandes cutanées rouges et chaudes qui signalent leur équipée fondent comme neige de printemps au soleil. Lorsque l'antibiotique est utilisé longtemps et à doses importantes sur un foyer non opéré, il camoufle les ravages en limitant les signes superficiels. Il englue les assaillants sans pour autant limiter les dégâts.

Nous ignorons pourquoi le panaris débutant résiste à des armes qui ont fait mordre la poussière à la méningite, à la septicémie, aux endocardites et autres. Dans cette situation chirurgicale et depuis les débuts hippocratiques de l'évacuation des suppurations, les germes introduits semblent bénéficier d'un droit d'asile très inquiétant. Le traitement du panaris reste actuellement l'excision sous anesthésie générale et une reprise rapide s'il n'est pas guéri le lendemain. Un jour peut-être, les antibiotiques iront les chercher dans leur église biologique comme faisaient parfois les archers du roi agacés par la brusque piété d'un criminel.

Nous ne sommes cependant pas totalement désarmés. Les tissus qui composent le doigt ne sont pas tous vulnérables de la même façon à l'agression. La puple résiste bien. Si ses défenses succombent, le diagnostic est aisé et l'intervention a lieu dans des délais satisfaisants. En revanche, deux structures sont de véritables villes ouvertes : l'articulation et le cartilage. L'articulation, tout entière occupée à remplir son rôle fonctionnel, ne jouit d'aucune défense. Le cartilage fond aussi rapidement que s'enfuyaient certaines troupes devant l'avant-garde de Gengis Khan. Quand la douleur à la mobilisation est apparue, nous avons un délai de vingt-quatre heures pour sauver l'articulation par une intervention. La gaine des tendons fléchisseurs des doigts, repli synovial entièrement absorbé par son rôle de lubrification, se laisse envahir aisément. Chaque fois qu'une piqûre suffisamment profonde inocule ces structures, le patient peut être mis en garde contre ces éventualités. Sinon le traitement de la piqûre à l'heure de la navette spaciale se réduit encore à : « Attendre et voir. »

102

Passe encore pour la piqûre qui mine un champ clos d'une charge aléatoire. Mais il est plus difficile d'admettre les difficultés de la prévention de l'infection après une plaie. Elle est ouverte? Il suffit de la désinfecter! Ce n'est pas si simple. L'histoire des découvertes de Lister nous montre la complexité de ce geste élémentaire effectué chaque jour par la ménagère blessée par son couteau de cuisine ou par l'infirmière d'école sur les genoux couronnés de quelques plaies, ou encore par le médecin consulté pour un accident cutané.

Lorsque le père de la chirurgie moderne, brillant chirurgien anglais, et longtemps avant le célèbre baiser à Pasteur dans l'amphithéâtre de la Sorbonne, commença sa pratique, les blessés et les opérés mourraient très souvent d'infections. Les suites étaient si mauvaises que beaucoup de chirurgiens pourtant maîtres des techniques n'osaient plus opérer. Convaincu par la théorie de l'origine microbienne de l'infection, Lister se mit à laver aussi bien les plaies accidentelles que les plaies chirurgicales à l'aide d'une solution antiseptique. Le succès fut immédiat. Les statistiques s'inversèrent et permirent le prodigieux essor de la chirurgie. Le plus intéressant dans cette découverte est que le postulat de départ était faux ou du moins très relativement exact. L'antiseptique ne peut désinfecter totalement une plaie. Il est inhibé au moins partiellement par l'albumine du plasma sanguin, obligatoirement présent. Si la concentration germicide est augmentée, il met à mal aussi bien les cellules vivantes que les microbes. Cela n'arrange ni les affaires de la défense locale contre l'infection ni celles des processus de cicatrisation. La prodigieuse réussite de Lister tient aux mesures annexes. Il lavait à l'antiseptique non seulement la plaie mais aussi la peau saine alentour mais contaminée, ses mains, les instruments, le linge opératoire et même le plancher de la salle d'opération où il officiait en sabots.

Il fallut treize ans pour que certains chirurgiens découvrent que l'accessoire était l'essentiel et qu'il fallait réfléchir sur la véritable utilité de l'essentiel. Nous ne sommes pas débarrassés complètement des séquelles de cette erreur. En constatant l'impuissance des antibiotiques à empêcher certaines infections postopératoires, nous avons eu notre période Lister. Nous lavions aux ammoniums quaternaires les grands décollements de nos lipectomies circulaires jusqu'au jour où nous nous sommes aperçus que la cicatrisation connaissait des problèmes. Nous avons expérimenté sur des plaies infectées et sur des brûlures des pommades aux antiseptiques avec des échecs retentissants. En 1986, l'enseignement donné dans les facultés n'a pas encore intégré ce qui paraissait pourtant clair aux contradicteurs courtois de Lister. La désinfection des plaies reste œuvre pie.

Or, la prévention de l'infection d'une plaie que le chirurgien désire refermer dépend de l'efficacité d'un certain nombre de gestes qui n'ont rien à voir avec la manipulation d'un antiseptique dont l'usage est limité à la désinfection de la peau saine. Là, il tue assez de microbes pour que nous soyions tranquilles quelque temps et notamment à l'abri momentané de ceux qui sont nichés dans les offices cutanés et le long des poils. La plaie est lavée à l'eau stérile. Ainsi éliminons-nous les caillots, les poussières et une grande partie des germes pas encore accrochés aux tissus. Si la plaie est bien nette, ce ménage peut suffire. Mais si le traumatisme a créé des lésions plus complexes, il faut ajouter un geste capital : le parage. Ce mot, mystérieux pour le grand public, ressemble un peu à ce que fait le boucher pour réaliser un steak présentable dans une pièce de viande farcie de gras et d'aponévroses. Il s'agit de retirer, outre les corps étrangers, tous les fragments tissulaires dévitalisés ou simplement de vitalité compromise. Ce geste est l'un des plus difficiles à acquérir par l'interne. En le faisant bien, il sait qu'il va débarrasser la plaie des germes qui restent après lavage et qu'il va laisser deux lèvres bien vivantes. Mais que de traquenards tendus! Enlever trop, c'est aggraver les dégâts. Ne pas retirer assez, c'est à coup sûr laisser planer une grave menace microbienne. Les quelques germes restants trouveront sur les tissus moribonds un merveilleux tremplin pour leurs acrobaties.

L'infection postopératoire est un des soucis majeurs de la chirurgie moderne. Certes sa fréquence est faible, surtout après des interventions qui n'ouvrent pas des viscères contaminés normalement ou anormalement par des microbes : estomac, intestin, utérus, voies biliaires. Mais elle complique les suites postopératoires et peut obliger dans les cas graves à retirer un matériel (une prothèse de hanche par exemple) ou à entériner des dégâts qui placent le patient dans une situation identique ou pire à celle qu'il connaissait avant l'intervention. Ce risque était acceptable lorsque les interventions étaient destinées à sauver la vie. Mais la chirurgie a étendu considérablement son champ d'action. De nombreux actes chirurgicaux ont comme but le rétablissement d'une fonction qui n'est pas absolument nécessaire ou bien même la disparition (ou l'atténuation) d'une disgrâce physique. Il semble inutile sinon scandaleux d'effrayer les futurs opérés en brandissant une menace à la fois préoccupante et relativement exceptionnelle. Nous pensons au contraire que tout opéré a le droit de connaître sinon tous les risques, du moins une partie d'entre eux et les moyens qu'utilisent les chirurgiens pour essayer de les contrôler au mieux.

L'infection postopératoire est due à l'introduction de microbes pendant l'intervention ou dans les suites immédiates par l'intermédiaire des drains. Le fait est indiscutable comme est indiscutable la responsabilité du chirurgien. Sans intervention, pas d'infection postopératoire.

Les causes de l'introduction d'une charge microbienne peuvent succéder directement au geste chirurgical porteur lui-même de la charge ou relever de facteurs tenant à l'environnement. Les facteurs favorisant l'infection sont bien connus. Nous opérons des patients de plus en plus âgés et parfois très fatigués, ceux-là même que nos prédécesseurs récusaient. Nos objectifs sont de plus en plus ambitieux. Nous ouvrons largement des régions longtemps interdites, nous plaçons des corps étrangers industriels ou organiques (greffes d'artères, de veines, de tendons, de nerfs, de rein, de cœur, de foie...). Nous sommes nombreux autour du patient ouvert et demandons souvent l'assistance d'équipes complémentaires (pompes cardiaques, radiologie *per* opératoire, fibroscopie, ultrasonographie). Chaque flacon de sang ou de soluté est un danger potentiel. Il est clair qu'il y a un tribut à payer à ceux qui vivent sur nous, en nous et nous entourent en permanence. Mais chaque cas qui suppure nous atteint davantage que nous réjouissent nos nombreux succès.

Une intervention est toujours une effraction. Depuis Pasteur, Lister et tous leurs élèves et disciples, nous nous efforçons de ne pas apporter de microbes dans l'intimité tissulaire. Pour cela, nous n'utilisons que des instruments stérilisés. Le nettoyage préalable et la stérilisation sont deux activités essentielles confiées à la surveillante panseuse responsable du bloc opératoire. Différents moyens sont utilisés à l'extérieur et à l'intérieur des emballages pour que la réalité de la stérilisation (c'est-à-dire du passage à une chaleur suffisante) soit aisément vérifiable. La panseuse, l'instrumentiste et le chirurgien vérifient ces preuves avant de commencer. Il est logique de dire que, sortis des emballages, les instruments ne sont pas réellement stériles mais quelque peu contaminés. Disons qu'ils deviennent contaminables. Aussi certains ne sont-ils exposés qu'au dernier moment. Si une rigueur quasiment absolue existe du côté des instruments, la sécurité devient plus aléatoire en ce qui concerne les protagonistes, je veux dire le patient et l'équipe chirurgicale.

La peau du patient est normalement habitée par des microbes et traversée par les transitaires que l'on connaît déjà. Elle est habitée à deux niveaux. En superficie existent des microbes répartis en petites

106

colonies autour des écailles de corne. Mais, en profondeur, vivent à l'orifice des glandes annexes et le long des poils d'autres habitants solidement accrochés et relativement à l'abri des agressions superficielles. Lorsque le risque infectieux est important, il est nécessaire de laver la peau à la brosse et au savon juste avant l'intervention pour décrocher mécaniquement le maximum de microbes. Une préparation la veille ou les jours précédents n'a pas de sens, car la réapparition des flores cutanées est très rapide. Puis le chirurgien applique sur la peau un antiseptique puissant qui tue les germes présents en surface. Le champ opératoire est alors entouré de champs, serviettes ou draps de textile ou de non-tissé stériles qui délimitent les frontières du champ opératoire. Des bandes autocollantes fixent ces frontières.

Chaque membre de l'équipe est tenu de se laver les mains et bien entendu d'avoir une peau saine, sans infection évolutive et même sans plaie. A cette dégermation mécanique faite à la brosse douce de façon à ne pas créer de lésions champignonnières pour germes transitaires, s'ajoute une désinfection des mains et des avant-bras par un antiseptique puissant et non allergisant. Les participants s'habillent de blouses enveloppantes stériles, placent sur leur nez et leur bouche des masques filtrants et enfilent des gants de latex stériles. Un contresens est parfois fait sur la nature de la protection apportée par les gants. Certains ont tendance à faire du port des gants une arme quasi absolue. Or, ils entretiennent au niveau de la peau le plus mauvais microclimat possible : chaud et humide. Ils favorisent le retour des flores cutanées ainsi que nous l'avons vérifié. Une règle impérieuse est donc de changer de gants toutes les heures et de renouveler à cette occasion l'application de l'antiseptique. Les gants en effet peuvent être troués de façon minuscule et laisser passer une flore résurgente.

Une grande bataille récente s'est livrée à propos du rôle de l'air en salle d'opération. L'air pur est stérile. Mais les poussières et les gouttelettes d'eau sont

107

porteuses de microbes. Donc certains ont voulu, avec de bonnes raisons théoriques, éliminer cette cause de pollution. Les chambres blanches, dépourvues de poussières et de gouttelettes d'eau sont réalisées dans de nombreux secteurs industriels et pharmaceutiques. Des scaphandres, des salles d'opération à air stérile, des aires à flux laminaire ont été construits et mis à la disposition des chirurgiens. Nous nous garderons bien de toute polémique dans un secteur aussi controversé. Mais il nous a fallu, avec de nombreux collègues, protester quand certains chirurgiens interviewés à la télévision ont déclaré que ces appareillages limitaient de façon statistiquement significative le nombre des infections postopératoires. La question était grave. Ou bien ces dispositifs étaient réellement efficaces et les interventions à haut risque infectieux étaient délictuelles si elles étaient poursuivies dans des salles non équipées; ou bien ces dispositifs avaient une efficacité très douteuse et cette affirmation venait inquiéter sans raison tous les opérés potentiels des salles d'interventions classiques.

De nombreux travaux consacrés à cette question se dégage lentement un consensus quasi général : la responsabilité de l'air dans le développement des nfections postopératoires paraît très légère sinon pratiquement nulle. Le risque vient de la rencontre possible des flores microbiennes des membres de l'équipe et de celles du patient. Leur nombre, leur virulence éventuelle dépassent de beaucoup ceux des flores aériennes quasiment irresponsables. Nous avons poussé un « ouf » de soulagement car nous opérons à Boucicaut depuis douze ans avec les fenêtres ouvertes. La salle d'opération n'étant pas à usage unique, elle doit être nettoyée avec soin entre chaque intervention. Lorsque nous avons commencé nos travaux d'hygiène hospitalière, nous avions décidé de désinfecter au formol nos salles d'opération aussi souvent que possible. Cette mesure nous paraissait essentielle. Or il nous a fallu déchanter. La désinfection trop fréquente a deux inconvénients :

108

elle immobilise les salles d'opération et surtout abîme les matériels. Nous avons donc considérablement diminué les rythmes et remplacé la désinfection par un nettoyage aux solutions détergentes et antiseptiques des sols et des murs. De plus nous avons demandé à nos collaborateurs et au personnel de limiter les contaminations lors des interventions qui libèrent du pus. Nous leur demandons de se comporter comme une maîtresse de maison qui aurait par inadvertance passé l'aspirateur sur sa moquette avant d'avoir débarrassé sa table très encombrée. Les microbes ne sautent ni ne volent. La contamination se fait par contact. Limitons-les avec une énergie farouche et une vigilance constante.

Certaines interventions à haut risque infectieux bénéficieraient d'une couverture antibiotique? Les patients doivent faire confiance à leur chirurgien pour cette mesure qui est exceptionnelle dans notre exercice. Lorsque toutes ces précautions sont prises, lorsque l'équipe est formée et soudée par un travail commun – conditions parfois difficiles en milieu hospitalier où se multiplient les contraintes de l'enseignement, les changements permanents d'élèves hospitaliers, les instrumentistes, les internes et souvent les infirmières inexpérimentées – le chirurgien opère sans appréhension excessive. Malheureusement, une infection éclate de temps à autre et oblige toute l'équipe à se poser des questions. Malgré notre vigilance et l'aide de nos amis bactériologistes, nous avons bien rarement une réponse précise à nos questions. Le nombre des infections est trop petit pour qu'une expérimentation soit possible dans les délais raisonnables. Le changement d'un paramètre modifie bien souvent les conditions opératoires de manière plus importante. Ainsi les améliorations statistiques importantes constatées au début d'une expérimentation quelle qu'elle soit ne traduisent bien souvent que la nouvelle vigilance d'une équipe arrachée à la routine et dont sont éliminés les éléments les plus récents ou les moins fiables.

Force est de reconnaître le caractère aléatoire,

imprévisible et inexplicable des infections post-opératoires lorsqu'elles surviennent isolément. Mais tout ce que nous avons exposé ne concerne que la partie visible de l'iceberg. La prévention de l'infection est en fait directement proportionnelle à la compétence de l'équipe et en premier lieu à celle du chirurgien.

Pour conclure

Il faut d'ailleurs distinguer trois chirurgies. L'une prend en charge des plaies accidentelles contaminées. L'infection est tout naturellement attribuée aux microbes que nous avons laissés dans des conditions tissulaires favorables. L'autre ouvre des viscères où la densité microbienne est parfois très importante. Dans certains segments du tube digestif, un gramme de sel peut contenir de 10 à 100 milliards de germes de 113 espèces différentes.

Le miracle renouvelé de cette chirurgie tient à une technique rigoureuse qui n'affronte que des tissus bien vivants de façon adéquate et tient également aux étonnantes capacités de cicatrisation de ces viscères. Certes ces deux chirurgies ont des taux d'infection supérieurs à la troisième; mais malgré des conditions difficiles au départ, elles sont suffisamment fiables pour que leur exercice soit salvateur et que personne ne songe à s'en priver. La troisième chirurgie dissèque, resèque, suture des tissus stériles lors de l'ouverture. Le taux de suppuration de l'orthopédie, de la chirurgie cardio-vasculaire, de la neurochirurgie est faible. Mais il ne saurait être accepté de gaité de cœur ni par le patient ni par le chirurgien. Lorsque toutes les conditions sont réunies pour disposer d'un matériel stérile, lorsque l'équipe chirurgicale bien soudée travaille avec une gestuelle sans faille et qu'éclate à l'improviste une infection qui paraît incompréhensible, son caractère aléatoire explique notre embarras. Il est vraisemblable que les germes ont une origine humaine : la flore du patient et celle de l'équipe chirurgicale immédiatement au contact.

Nous ne connaissons pas avec certitude les précautions à ajouter pour obtenir le score zéro qui favoriserait pourtant notre sommeil. Cela est si vrai que l'infection opératoire – hormis fautes démontrées, que nous n'avons pas rencontrées en expertise – n'est pas considérée comme pouvant donner lieu à réparation en procédure civile et à condamnation en procédure pénale. Seul un retard de diagnostic et de traitement peut alors être reproché.

R. V.

CHAPITRE 10

EXPÉRIENCE DE PRÉVENTION EN CHIRURGIE

La prévention est à l'ordre du jour. Certains hommes politiques la décrivent et croient l'avoir inventée. A dire vrai, les médecins et les pouvoirs publics l'ont, depuis longtemps, mise en route et pratiquée, mais beaucoup reste encore à faire. Qu'on me permette de relater ici une expérience personnelle : le dépistage à la naissance des lésions de la hanche. Certains anthropologues expliquent ainsi la fréquence des imperfections de cette articulation : l'homme étant passé de la position quadrupède à la position debout, l'articulation de la hanche aurait mal supporté ce passage, ce qui expliquerait ces vices constitutionnels fréquents. Cette explication n'a qu'un intérêt théorique fort difficile à vérifier; le fait est que le chirurgien se trouve souvent confronté à une malformation de la hanche dont les conséquences peuvent être graves. La lésion initiale chez les bébés est souvent une instabilité de l'articulation emboîtée de façon précaire et sujette à des mouvements anormaux.

Si on laisse évoluer cette lésion de départ chez le bébé, la hanche peut progressivement se déboîter complètement et devenir ce que l'on appelle une luxation de la hanche : la tête fémorale ne joue plus dans la cavité du bassin, son siège normal, mais dans les muscles de la fesse. C'est une infirmité sévère et difficile à traiter. Les imperfections anatomiques de telles hanches conduisent, même bien traitées, à l'arthrose de la hanche de l'âge adulte – ou coxarthroses – qui se développent dans soixante pour cent des cas sur des malformations anatomiques congénitales. Déceler dès les premiers jours de la vie ces défauts articulaires, les traiter et les guérir, constitue donc la prévention des luxations de la hanche chez l'enfant et de l'arthrose de la hanche chez l'adulte. Cette prévention peut supprimer quantités d'infirmités et de souffrances à un très grand nombre de sujets. J'ai été un des promoteur de ce diagnostic précoce et je veux relater ici les difficultés auxquelles je me suis heurté, les oppositions que j'ai trouvées. Dire le temps qu'il a fallu pour faire admettre et mettre au point cette méthode, aujourd'hui universellement admise et d'un usage courant, me paraît d'un intérêt technique mais aussi exemplaire pour la connaissance des réactions humaines.

En 1957, un article de Lorenz fils, médecinautrichien, m'avait frappé. Il traitait de la possibilité d'un traitement précoce des malformations congénitales de la hanche. Traitement qui pourrait donner de remarquables résultats. Avec le docteur Pouliquen de Brest et mon maître le Professeur Marcel Fevre j'avais participé en 1956 à une étude radiologique des hanches du nourrisson, étude qui avait intéressé une année durant tout le département du Finistère. En 1960, j'ai décidé d'instituer en Creuse l'examen systématique des hanches des bébés. J'avais choisi la Creuse car, comme en Bretagne, les malformations de hanches y sont nombreuses et que mes attaches familiales et amicales m'y donnent un certain crédit. Dans mon projet, ce dépistage de malformation commençait par un examen manuel des hanches du bébé à la naissance, examen suivi par une radiologie à l'âge de quatre mois.

Or, le signe qui permet de reconnaître une instabilité de l'articulation avait été décrit dès 1912 par Le Damany, professeur d'Hygiène à Rennes. Dans son livre, les gestes à exécuter sont parfaitement décrits et précisés en outre par les dessins de sa plume. Comment donc les pédiatres et les chirurgiens français de l'époque qui connaissaient cet ouvrage n'ont-ils pas vu le parti à en tirer? Comment donc Le Damany n'a-t-il pas vu clairement le traitement que sa découverte aurait dû faire instituer dès le premier jour de la vie? Ce qui prouve une fois de plus que celui qui découvre n'est pas toujours celui qui tire les conséquences de ce qu'il a découvert. Il aura fallu attendre trente ans pour qu'un pédiatre italien, Ortolani, codifie le traitement qu'impose le diagnostic de Le Damany. Un premier effort a été fait qui apprenait aux accoucheurs et aux pédiatres le « signe du ressaut » (sensation tactile facile à retrouver et à reconnaître quand on l'a perçue une fois) en imprimant certains mouvements à la hanche du bébé. A cette sensation s'ajoute un petit claquement, signe fidèle qui traduit une malformation de l'articulation. Mais la seconde partie de mon programme était une radiographie. Qui dit radiographie dit crédit. Commença alors une longue lutte avec des alternatives d'espoirs et de déceptions... Il fallait solliciter et obtenir les crédits – à vrai dire fort modestes – et, condition indispensable à la réussite de l'expérience, en démontrer l'intérêt aux médecins et obtenir leur adhésion morale.

Une réunion eut lieu à Guéret, chef-lieu de la Creuse. A peu près tous les praticiens du département étaient là. Le président du syndicat, ami de toujours, m'aida puissamment. L'unanimité fut vite faite. Ils comprirent l'intérêt de la question. Tous étaient d'accord pour mettre en route l'expérience. Tous, sauf un, qui eut le front de dire : « Moi, j'attends que les maladies se déclarent pour les traiter ensuite. »

Il nous fallait maintenant chercher les crédits auprès du Conseil général de la Creuse et du ministère de la Santé. Je connaissais la plupart des conseillers généraux. J'en joignis trois ou quatre, dont un confrère qui avait été mon élève d'externat. La réponse des conseillers généraux, unanimes, fut

115

touchante : « Ne nous donne pas davantage d'explications; si tu nous dis que c'est important, cela nous suffit et nous votons. » Pour obtenir le crédit du ministère, je devais passer par le médecin-chef de la Santé du département. Il sembla concerné : « Mon Cher Maître, j'envoie mon rapport, nous allons sûrement aboutir. » Deux ans passèrent et je ne voyais rien venir. Je m'impatientai alors, le relançai, et il me répondit qu'il avait fait le nécessaire auprès du ministère; il m'invita à attendre. Je finis par aller moi-même au ministère de la Santé où un haut fonctionnaire me reçut très courtoisement et m'informa que, effectivement, le médecin-chef de la Santé du département avait bien envoyé, un rapport sur mon projet mais qu'il lui était très défavorable : « Les médecins du département y sont opposés et absolument pas disposés à collaborer. La radiographie est dangereuse et les rayons font courir un risque aux enfants... » Sa position, contraire donc à ses affirmations, et sa réponse signifiaient tout simplement que le programme de prévention que je proposais aurait donné un surcroît de travail. J'intervins auprès du ministère, auprès des médecins du département où ce fameux docteur X., ex-médecin-chef du département de la Creuse, avait été muté afin que ces nouveaux collègues sachent à quel personnage ils avaient affaire. Je n'ai jamais revu la triste figure de ce confrère.

Il fallait repartir à zéro. A ce moment-là intervint un hasard favorable à la cause que je défendais. Le petit-fils d'un confrère haut placé au ministère de la Santé, accidenté, fut soigné et intégralement guéri dans mon service des Enfants-Malades. Le grand-père heureux de ce dénouement me dit : « En quoi puis-je vous faire plaisir ? » « En me donnant le crédit nécessaire à la radiographie systématique des hanches des petits Creusois, répondis-je. » Ce jour-là la partie fut gagnée, sur le plan financier mais une objection restait encore à vaincre : l'influence maligne des rayons sur les glandes génitales des enfants. Radiologistes et physiciens firent des études précises.

Il en résulta que les irradiations nécessitées par une radiographie du bassin équivalaient à douze jours d'exposition au rayonnement naturel en altitude. Les radiographies étaient donc sans danger. La technique restait à préciser. Bien sûr, l'examen clinique à la naissance fut maintenu mais restait à déterminer le moment de la radiographie : l'une pendant les premiers jours de la vie, l'autre à la fin du quatrième mois. Très vite, il m'apparut que le premier cliché n'était pas significatif car, à ce stade, le squelette de l'enfant est en grande partie cartilagineux donc invisible aux rayons X. A la fin du quatrième mois, dans l'immense majorité des cas, le noyau osseux de la tête est apparu et les contours osseux de la hanche sont suffisamment dessinés pour que l'anomalie soit bien visible. C'est donc le cliché réalisé à quatre mois qui a été maintenu.

Dans les maternités, accoucheurs et pédiatres ont rapidement compris l'intérêt de l'examen des hanches des nouveau-nés. Il fallait donc établir une organisation systématique de la prévention. Pour la radiographie du quatrième mois, les confrères de la Protection maternelle et infantile de Guéret (P.M.I.) étaient associés. Ce sont des femmes qui, avec méthode et passion, se consacrèrent à cette tâche toute nouvelle. Elles apprirent la lecture souvent difficile des radiographies. Chaque semaine, elles m'envoyaient à Paris celles qui leur paraissaient pathologiques ou douteuses. Je les interprétais et les leur renvoyais avec mes commentaires. La lecture des dossiers, le fait de suivre l'évolution des hanches pathologiques représenta pour moi un exercice très fécond. Peu à peu mes consœurs se familiarisèrent avec la lecture des clichés et aujourd'hui je ne reçois plus que ceux pour lesquels demeure un doute. Les résultats ne se sont pas fait attendre. Les enfants atteints de malformations bénéficient immédiatement du traitement : les jambes du bébé sont mises en abduction c'est-à-dire en écartement sur un coussin spécial. Les médecins de la P.M.I. montrent aux mères de famille l'utilisation de cet appareil. Ils surveillent l'évolution et font faire, si nécessaire, de nouvelles radiographies. Le nombre de luxations de hanche, si fréquentes dans la Creuse, a massivement diminué. Sur 10 500 cas radiographiés, seuls une centaine de cas ont nécessité un traitement par plâtre, extension, etc., ce qui est peu. Ces cas, traités à la naissance, ont généralement été très faciles à guérir. En revanche, quand le diagnostic était fait à l'âge de la marche et sur l'observation de la boiterie, le traitement était long, difficile et ne donnait souvent qu'un résultat médiocre.

Très vite, il fallut déborder le cadre départemental et imposer cette prévention à une échelle nationale. Je fis alors de multiples conférences dans les enseignements postuniversitaires, dans les congrès, dans les sociétés spécialisées, aux accoucheurs, aux pédiatres, etc. Je publiais de nombreux articles et utilisais la projection de radiographies et de films. Un pas très important fut franchi. En 1966, je demandai une entrevue à Mlle Dienesch – secrétaire d'État à la Santé et député d'un département breton. Je lui rappelai que, dans sa région, de très nombreux enfants boitaient et je lui soumettai mon programme de prévention. Elle prit en main immédiatement le dossier. C'est ainsi que fut inscrit sur le carnet de santé des nouveau-nés l'examen systématique et obligatoire. Sans doute les malformations n'ont-elles pas entièrement disparues mais elles se sont considérablement raréfiées. Traitée dans les premiers mois de la vie, et non plus comme jadis à un, deux ou trois ans, la hanche, instable ou malformée au départ, existe encore, mais ne se luxe que plus tard. En agissant immédiatement, grâce au diagnostic précoce, on peut donc empêcher l'apparition de la luxation vraie et du déboîtement. C'est à Le Damany ce grand méconnu que nous devons cette notion fondamentale.

Si j'ai relaté cette histoire en détail c'est parce qu'elle a revêtu le caractère d'une lutte, avec des hauts et des bas, des moments de doute mais jamais de découragement. Comme dans les bons drames

118

classiques, on y trouve un traître, un médecin indigne qui refusait la prévention, et d'autres médecins sceptiques et difficiles à convaincre de sortir de leur routine. On y trouve aussi, au début, l'inertie des pouvoirs publics suivie de leur sympathique adhésion. Enfin, je pense avec gratitude aux cinquante-deux médecins de la Creuse qui, unanimes, se sont rangés derrière moi et ont participé de tout cœur à cette expérience, bien loin de leurs préoccupations habituelles. Je pense aussi à ces femmes médecins de la P.M.I. qui n'ont pas négligé leur effort durant toutes ces années.

Une autre conclusion s'impose : cette expérience n'a pas été menée à l'initiative de l'administration mais à celle des médecins eux-mêmes. Elle ne s'appuyait sur aucun règlement, sans aucune contrainte, on pouvait donc douter de son succès. Les réactions du « public » ont largement contribué à ce succès. Quand on a proposé aux mères d'amener leur bébé de quatre mois à la radiographie, en 1961, 17 % seulement se présentaient; en 1975, 98 %.

La population a donc compris l'intérêt de la méthode et donné sa pleine adhésion. Nous avons rencontré un peu plus de difficulté pour imposer le traitement (la mise en abduction par l'utilisation d'un coussin spécial), mais dans l'ensemble il a été accepté.

Mais la prévention ne s'attache pas simplement à l'application de découvertes ou à l'expérience d'intuitions, combien a-t-il fallu d'efforts, de souffrances, de morts inutiles, pour « prévenir » l'infection? Prenons l'exemple de la gangrène.

La prévention de la gangrène et de l'infection

Prévenir la gangrène... Il n'est pas de tâche plus ardue, plus importante et plus efficace. La gangrène c'est l'amputation et bien souvent la mort. Il est peu d'histoires plus riches d'enseignement que celle de Gauthier et Lemaître, chirurgiens pendant la guerre de 1914. Un général, le général Delorme, un nom à retenir comme symbole d'aberration, avait produit une circulaire dès le début du conflit. Il codifiait et il ordonnait – le personnage était sans réplique – le traitement des plaies de guerre. Il se résumait très simplement : « Un tampon d'iode sur l'orifice d'entrée du projectile, un tampon d'iode sur son orifice de sortie. » Le trajet du projectile est souillé de terre, de débris de vêtement, de boue, de muscles broyés, c'est un bouillon de culture extraordinaire. En quelques heures, la gangrène gazeuse due à de redoutables microbes, les anaérobies, se déclare.

Les anaérobies sont des microbes qui se développent sans oxygène, ce qui est une exception dans la nature où les organismes ne vivent que par l'oxygène. La lésion des vaisseaux empêche les tissus de se défendre. S'il s'agit en outre d'une petite plaie et que les dégâts sont enfermés sous une peau intacte, les conditions idéales du développement de la gangrène sont réunies. C'est hélas ce qui n'a pas manqué de se produire à l'époque où l'on appliquait la circulaire du général Delorme. Sa doctrine repose sur une grande erreur de principe. Où son auteur devient criminel, c'est lorsque devant les résultats catastrophiques – morts par milliers – il persiste dans son application. Autour de la plaie gangrénée, la peau prend une coloration chamois, elle est soulevée par les gaz. Une fièvre très élevée, des frissons, une altération rapide de l'état général amènent la mort au milieu de vives souffrances, souvent trop vite pour que l'on puisse pratiquer une amputation. L'infection se généralise et le blessé meurt.

Cette doctrine néfaste régna pendant les premiers mois de la guerre. Mon cousin et homonyme Jean Judet, un très robuste paysan, fut blessé au bras par un éclat d'obus. Il écrivit immédiatement une lettre joyeuse : « J'ai une blessure de rien, je vais guérir vite, mais j'aurai une belle convalescence et bientôt je serai parmi vous. » Presque en même temps que sa lettre arriva son avis de décès. Une gangrène gazeuse s'était développée au point de départ de cette blessu-

120

re, en apparence si bénigne et l'avait emporté avant même que l'on puisse envisager une amputation.

Gauthier était interne des hôpitaux de Paris, professeur de chirurgie à Lille. Lemaître était lui aussi interne des hôpitaux de Paris, il exerçait la chirurgie à Senlis. L'un était affecté en 1914 à un train sanitaire d'évacuation des blessés, l'autre était chef d'une ambulance chirurgicale.

Devant ces morts innombrables et très douloureuses, ils virent très vite l'ineptie du traitement officiel appliqué et en inventèrent un autre basé sur une conception absolument opposée.

Le trajet du projectile était disséqué; les débris de vêtement, la terre et les projectiles étaient enlevés avec soin. Mais cette ablation chirurgicale, cette excision comme nous disons, intéressait aussi tous les tissus altérés ou infectés, les muscles, la graisse, les aponévroses et les débris osseux s'il y en avait. Gauthier et Lemaître allèrent plus loin. Quand l'excision était complète, ils refermaient la plaie pour éviter le contact des microbes extérieurs auxquels sont exposés les plaies longtemps ouvertes. C'était une méthode complète de traitement des plaies de guerre située à l'opposé de celle du général Delorme.

Cette découverte est fondamentale, non seulement pour le traitement des blessures de guerre mais pour celle de toutes les plaies infectées ou susceptibles de le devenir. Très vite, beaucoup de chirurgiens furent conquis et la pratiquèrent. Mais les opposants furent nombreux et certains de façon aggressive. Un jeune chirurgien qui venait de voir Lemaître fut salué à son retour par son patron en ces termes : « Vous avez été voir les assassins. »

Mon père, chirurgien orthopédiste, avait adopté la tactique Lemaître et Gauthier. Le général Delorme fit une inspection dans l'ambulance chirurgicale qu'il dirigeait, et se répandit en propos violents. Mon père défendit la conception de l'excision, ne plia pas devant les menaces du général et déclara que, pour le bien des blessés, il continuerait dans la même voie. L'entretien se termina très mal, et le général partit en déclarant qu'il prendrait des sanctions à l'égard du médecin aide-major Henri Judet pour refus d'obéissance.

Nous avions, heureusement, un oncle député de la Creuse et ami de Painlevé, ministre de la Guerre, et l'affaire s'arrêta là.

La méthode de Gauthier et Lemaître a survécu à la guerre. Elle est toujours présente et nous y avons recours continuellement pour toutes les plaies dues à des accidents de la route ou autres. Elle est encore notre recours dans les plaies infectées. Les antibiotiques, adjuvant d'un intérêt capital, ne se sont absolument pas substitués à l'exérèse de 1915 qu'il faut continuer à pratiquer avec la même rigueur. Cette opération doit être complète et ne laisser subsister aucun tissu infecté, dévitalisé ou simplement suspect. C'est, disait Abadie d'Oran, une « opération de probité ». Elle est longue, minutieuse, mais aucun traitement ne l'a dépassée en efficacité pour prévenir et traiter les plaies.

En dehors de ses conséquences concrètes, cette méthode montre ce que les médecins peuvent réaliser à force d'observer et d'imaginer. Gauthier et Lemaître n'avaient pas de laboratoire et travaillaient pratiquement seuls.

Ce récit illustre bien la portée que peut avoir la prévention. La méthode de Gauthier et de Lemaître a évité des milliers de morts pendant la guerre. Elle est toujours valable en chirurgie civile. La difficulté qu'elle eut à s'imposer se rencontre pour d'autres types de prévention. J'ai fait le récit des obstacles que j'ai rencontré pour mon expérience de dépistage des luxations congénitales : inertie des administrations, mauvaise volonté et mauvaise foi du médecin-chef du département.

J. J.

CHAPITRE 11

POUVOIR SUR LA LAIDEUR

La chirurgie réparatrice a certainement été inventée en même temps que la chirurgie dite curatrice. Le premier blessé recousu après une plaie de la face a certainement demandé à son médecin-sorcier-barbier de rétablir aussi bien que possible son apparence. Malheureusement, les succès de la chirurgie ont été trop longtemps aléatoires pour que cette revendication légitime puisse être satisfaite. La difficulté de réussir un acte curateur fut longtemps telle que la demande esthétique finit par être repoussée et même considérée comme farfelue. Mais, progressivement, de courageux novateurs apprirent les tours de main de certains barbiers adroits, les codifièrent et les améliorèrent. Les guerres ont permis à chaque fois un brusque développement de la chirurgie réparatrice. Mais désormais bien lancée, discipline en plein essor, cette chirurgie n'a heureusement plus besoin des conflits mondiaux. Les pessimistes pourraient dire que les accidents de la route et le terrorisme suffisent largement à notre entraînement. A la greffe de peau déjà centenaire se sont ajoutés les lambeaux de toute nature qui déplacent la peau, la graisse, les muscles et parfois un fragment osseux et des nerfs sensitifs. La microchirurgie permet de suturer des vaisseaux de petit diamètre. A partir du moment où un segment comportant un ou plusieurs tissus est nourri par une artère bien définie et correctement draîné par une veine isolable, il peut être transféré par branchement direct sur un pédicule vasculaire et fermer une brèche à distance.

Face aux incroyables progrès des techniques reste cependant l'importante question de la laideur des séquelles. Le chirurgien ne doit pas céder au vertige technique mais choisir avec soin la solution qui saura laideur excessive éviter.

Ainsi une « simple » greffe de peau totale (je mets simple entre guillemets car lui assurer une prise complète n'est pas un jeu d'enfant) est souvent préférable à un lambeau épais au niveau de la face et du cou. Il vaut mieux laisser cicatriser difficilement une brûlure intermédiaire ou profonde peu étendue que de la greffer systématiquement. Nous évitons ainsi la cicatrice parfois dramatiquement laide de la zone donneuse de greffe. Nous laissons évoluer la cicatrice spontanée avec le temps et reportons les gestes réparateurs à visée esthétique à plus tard. Lorsqu'un enfant ou un adulte n'a plus de pouce, le transfert d'un deuxième orteil à sa place est une excellente intervention. Elle donne une opposition remarquable et permet à nouveau une activité manuelle performante. Mais essayer de diminuer le désespoir d'un adulte ou d'un adolescent en transplantant des orteils au bout de moignons de doigt est bien rarement une bonne action. Peu utile, l'orteil est parfaitement laid. Très vite l'amertume remplace la joie du succès chirurgical. La prévention de la laideur est une règle fondamentale à observer lorsque nous posons nos indications opératoires. Le désespoir des parents nous montrant une main malformée chez un bébé n'est pas une excuse qui justifie des interventions ambitieuses donnant une main que l'intéressée ne peut regarder sans haine.

La chirurgie esthétique n'est pas une chirurgie dotée de moyens techniques exceptionnels, plus ou moins secrets et réservés à une clientèle particulière. C'est la chirurgie réparatrice de « laideurs » qui ne sont dues ni à la maladie, ni aux traumatismes, ni à

124

des malformations héréditaires mais au temps qui passe et aux modes qui changent. La demande n'est pas la beauté mais le retour à une certaine normalité permettant de mieux se sentir dans sa peau seule et au milieu de ses (désormais) semblables. Les problèmes posés par l'exercice de cette chirurgie sont parfois une présomption abusive des chirurgiens et une confiance excessive des patientes.

En matière d'abus « de confiance », les chirurgiens sont beaucoup moins coupables que les médecins. Dans le marché prolifique changeant et folklorique de la beauté nous trouvons malheureusement d'authentiques médecins (si on entend par là le fait de posséder un diplôme) qui promettent la minceur, la disparition des rides à l'aide du laser, d'injections de sous-produits embryonnaires ou d'A.D.N., authentique constituant de la matière organique mis à toutes les sauces, d'ionisation, d'ultra-sons, de drainage lymphatique (nouvelle arnaque). Nous ne saurions énumérer tout ce qui est proposé par « la Faculté » aux malheureuses en disgrâce. Les annonces publicitaires qui proposent des tisanes rafermissant la fesse, remontant le sein et amincissant la cuisse nous amusent. Elles coexistent avec les horoscopes et les chiffres secrets du loto. Ce qui nous agace est la participation de confrères à ce marché de dupes. Nous nous sentons quelque peu pollués par ce compagnonnage. Mais force est de reconnaître que ces techniques sont, dans l'immense majorité des cas, inoffensives même si elles utilisent des multipiqûres (à condition que les drogues injectées soient inactives) ou encore la micro-aspiration qui ne donne de toute évidence que des microrésultats. Il en est tout autrement des activités illicites chirurgicales. Plus présomptueux que cupides certaines n'hésitent pas à opérer un nez, un ventre, des seins sans la culture chirurgicale nécessaire. Poussés par la patiente qui tient à faire passer cet acte esthétique au compte de la Sécurité sociale ils font à la fois une intervention malhabile et un abus de biens sociaux. Dans la masse d'informations qui paraissent journellement sur le sujet, les patientes savent heureusement de plus en plus trier ce qui est crédible de ce qui ne l'est pas. Actuellement peu de femmes ignorent que la cicatrice ne saurait disparaître même si souvent elle devient peu visible, que le chirurgien n'a aucune action sur son aspect, que le lifting ne fait pas disparaître les ridules et que les prothèses mammaires peuvent une fois sur trois donner des seins trop fermes.

Aussi les problèmes posés par l'exercice de la chirurgie esthétique sont-ils dus plus aux erreurs d'indication qu'à une technique défaillante. L'acte opératoire efface ou diminue une disgrâce au prix de cicatrices plus ou moins visibles ou d'inconvénients divers plus ou moins bien tolérés. La patiente doit être informée des risques éventuels et des séquelles attendues. Elle ne peut être opérée de ses gros seins sans avoir bien compris qu'ils resteront plus ou moins couturés. La transformation d'un nez à bosse en nez plus normal peut ne pas enthousiasmer la propriétaire qui rêvait d'une autre apparence. Lorsque la disgrâce est discrète et les séquelles opératoires potentiellement importantes, il faut savoir faire attendre, assurer un temps de réflexion et même dire courageusement non. Je précise « courageusement » car la consultation est dans ce cas longue et souvent harassante. Il existe une catégorie de femmes et d'hommes qui réclament la correction d'un défaut (habituellement localisée à la face : nez, lèvres...) quasiment invisible. Invités à montrer le corps du délit sur la photographie Polaroïd ce photomaton du riche, ils ont beaucoup de mal à montrer ce défaut, qui, selon eux, a empoisonné leur adolescence et met en péril leur vie de relation. Capables de faire un spectaculaire psychodrame lors de la consultation, ils trouvent souvent un chirurgien bon samaritain qui les opère. Ils sortent sans acrimonie de l'épreuve chirurgicale mais n'ont de cesse que demander une retouche soit au premier chirurgien soit aux autres. Nous les voyons souvent après un long circuit jalonné de cicatrices et de déceptions. Ces dysmorphophobes sont atteints d'un trouble de la perception de leur image. Ils ne sauraient être satisfaits et continueraient si nous n'y mettons le hola cette démarche suicidaire par chirurgien interposé. Mon expérience semble montrer que les psychiatres ne les guérissent pas et que seuls les refus du spécialiste ont une chance d'arrêter ce cruel jeu de massacre.

Le malentendu est parfois dû à la patiente. Elle échappe à la norme qui veut que la femme venant en consultation demande une correction « esthétique » pour elle-même précisant que son mari est soit hostile soit très réservé. Elle vient au contraire demander à la chirurgie d'améliorer ses rapports avec son mari, son concubin, son ami plus jeune ou plus vieux. Nous n'avons jamais vu un divorce être arrêté par un acte opératoire. Les raisons de la mésentente sont trop complexes pour que la modification de la courbe d'un nez, de la chute d'un sein, de l'aspect du pli d'amertume cher à Prévert les atténuent. Par contre opérer une femme aimée (cela arrive plus souvent dans la vie qu'à la télévision ou au cinéma), obtenir un bon résultat est bien souvent lui donner un tonus nouveau à la satisfaction de ses proches. Opérer une femme seule d'une disgrâce réelle peut l'aider à réussir une nouvelle vie. Il ne faut pas croire que les consultations en chirurgie esthétique sont décalquées sur celles de psychiatrie. L'immense majorité des consultantes demandent une correction raisonnable d'une véritable disgrâce et, après information patiente et complète, ne s'attendent pas à un miracle. Lorsque le terrain est dépressif, lorsque les tendances au perfectionnisme sont évidentes, lorsque la disgrâce est très discrète, il ne faut pas hésiter à demander alors une consultation à un psychiatre habitué à ce type de patientes. Il n'est pas chargé de nous donner un feu vert ou d'interdire l'intervention. Mais après son examen nous connaîtrons mieux la patiente et serons plus apte à prendre notre décision.

R. V.

CHAPITRE 12

CHIRURGIE ESTHÉTIQUE
ET CHIRURGIE ORTHOPÉDIQUE

Raymond Vilain a exposé les grands principes et les justifications de la chirurgie esthétique. Nous étudierons le même problème sur le plan orthopédique. Une différence fondamentale apparaît immédiatement : la chirurgie esthétique apporte à l'individu une satisfaction morale et psychologique (souvent de première importance certes pour le développement de sa personnalité) tandis que la correction des déformations squelettiques visent à la conservation ou au rétablissement d'une fonction. La chirurgie esthétique demeure facultative, la chirurgie orthopédique est impérative puisqu'elle prévient ou traite une infirmité. Dans l'état actuel des mentalités, cette distinction n'est pas absolue car une disgrâce physique peut être telle que sa correction devienne une véritable nécessité. Tels ces faciès monstrueux que corrige Tessier avec sa chirurgie d'orthopédie faciale.

Le risque d'échec est moins grave en esthétique qu'en orthopédie. Une correction squelettique faite dans un but purement esthétique comporte un risque beaucoup plus lourd : retard de consolidation, infection... En orthopédie, la correction d'une malformation squelettique aboutit au rétablissement de la forme en même temps qu'à la préservation et au rétablissement d'une fonction. Le but est donc double. En revanche, quand la difformité ne menace pas la fonction, il s'agit bien d'une indication purement morphologique.

Revenons au premier ordre de fait où la fonction est menacée à plus ou moins long terme. C'est le cas par exemple des *genu varum* ou des *genu valgum*. Le *genu varum* est une malformation des membres inférieurs incurvés en dedans et réalisant ce qu'on appelle vulgairement les jambes en cerceau. Le *genu valgum* est la déformation inverse : les genoux se touchent et les pieds sont anormalement écartés l'un de l'autre. Dans les deux cas, la déformation est non seulement inesthétique mais menace à échéance la fonction des genoux. En effet, ces deux déformations créent une mauvaise répartition des pressions et sont génératrices d'arthrose c'est-à-dire d'usure du cartilage à plus ou moins long terme. En conséquence les adolescents atteints de cette déformation doivent être opérés. Eux-mêmes ne sont frappés dans l'immédiat que par la disgrâce esthétique mais nous, nous savons que la fonction même des genoux est menacée.

Dans certains cas, la déformation est certaine et même très choquante mais l'avenir des articulations n'est pas en cause. Prenons pour exemple la déviation du membre supérieur qui peut résulter d'une fracture du coude chez l'enfant. La fracture de l'extrémité inférieure de l'humérus, si elle n'est pas réduite avec précision, entraîne une déviation des os du bras. Cette déviation qui se fait généralement en dedans est très choquante et néanmoins l'articulation du coude fonctionne parfaitement et son avenir n'est pas mis en cause. Elle doit cependant être corrigée. Si la déviation articulaire du membre supérieur n'est pas génératrice d'arthrose c'est que les pressions y sont très réduites. La fonction des membres supérieurs est souplesse et habileté alors que les membres inférieurs supportent des poids considérables. En dépit de ces considérations, le préjudice esthétique est très important; il appelle d'autant plus la correction que l'opération est bénigne et ses suites rapides.

Le thorax en entonnoir est une dépression sternale

plus ou moins prononcée mais parfois impressionnante. Tantôt elle s'accompagne de compression du
cœur et des poumons, la correction chirurgicale est
alors impérative, tantôt les examens minutieux et
multiples ne montrent aucun signe de compression
du cœur et des poumons. L'incidence de cette
malformation est donc purement esthétique. Or, si le
redressement chirurgical d'un bras déformé est un
geste simple, la correction d'un thorax en entonnoir
demeure une opération lourde. Peut-on risquer des
complications potentiellement sévères pour redresser
un sternum dont la déformation n'est visible qu'en
maillot de bain? Personnellement je ne le crois
pas!

Le thorax en carène est la déformation inverse du
thorax en entonnoir. Le sternum et les côtes pointent
en avant du contour normal du thorax mais cette
déformation n'a aucune conséquence fonctionnelle.
Dans un cas cependant, j'ai consenti à opérer un
thorax en carène à la demande pressante d'un
psychiatre. Cette opération est beaucoup moins grave
que celle de la dépression thoracique. Cet opéré était
obnubilé par cette malformation et il m'a vivement
remercié car sa vie a été transformée. Il s'agissait
d'une action purement psychologique mais qui dans
ce cas a été tout à fait bénéfique.

Dans certains cas, le concours du psychiatre est
indispensable. Le rôle de ce spécialiste a été défini
par Koupernik avec sa pénétration et son bon sens
habituel. Une opération orthopédique purement
esthétique n'est envisageable que si elle est à coup
sûr bénigne car elle peut transformer le psychisme
du sujet en améliorant l'image qu'il a de lui-
même.

SCOLIOSES : Les indications chirurgicales d'ordre fonctionnelles et celles qui s'apparentent à une
visée esthétique sont particulièrement difficiles à
délimiter pour ce qui concerne les scolioses. Cette
affection frappe la colonne vertébrale qui dévie,
s'infléchit sous l'influence d'un double mouvement
d'incurvation latérale et de rotation des vertèbres les

130

unes sur les autres. Il en résulte une gibbosité dorsale plus ou moins importante. Dans les grandes déformations l'opération est impérative et n'est pas discutée. Les inflexions mineures sont traitées par la gymnastique. Elles n'évoluent pas et sont parfaitement compatibles avec une vie normale. Reste la question des cas limites, des déformations moyennes. Elles sont tolérables certes mais dans l'état actuel de la technique on peut les corriger d'une façon remarquable et donner à celles ou à ceux qui en sont atteints une morphologie quasi normale. Dans ce cas-là, à mon avis, la chirurgie n'est pas impérative mais légitime. Le chirurgien orthopédiste voit défiler des psychopathes obsédés par une disgrâce qui n'existe que dans leur imagination. C'est la jeune fille dont les jambes sont trop longues ou trop courtes. C'est celle dont la taille lui paraît insuffisante et dont il faut allonger les membres inférieurs. Rien n'est plus remarquable que l'obstination de ces sujets à rechercher le chirurgien qui voudra bien se plier à leur caprice.

Une femme de taille élevée vint un jour me consulter parce que le contraste de sa stature avec celle de son compagnon – plutôt malingre – prêtait, paraît-il, à plaisanterie. Dans ses projets, je devais lui raccourcir les jambes. Je l'ai naturellement éconduit et me suis retenu de ne pas lui proposer d'abandonner pour un plus grand cet ami trop petit!

Le cas le plus frappant de l'obsession esthétique est celui d'une jeune fille d'une beauté exceptionnelle aussi bien de corps que de visage, d'une harmonie corporelle parfaite et qui venait elle aussi demander une réduction de la longueur de ses jambes. C'était devenu une idée fixe, elle se regardait plusieurs fois par jour dans la glace, etc. Le dernier cas que j'ai rencontré dans ma pratique est récent. Une jeune fille charmante, mais à vrai dire de très petite taille, vint me consulter avec sa mère. Comment l'allonger? L'allongement des fémurs aussi bien que des tibias est une très importante entreprise, qui nécessite une longue immobilisation et peut

131

avoir des complications (retard de consolidation, etc.). La tenter était déraisonnable. Devant l'obstination de cette fille et le désarroi de sa mère obsédée par l'idée fixe de son enfant, je leurs consacrais un long temps. Je m'efforçais de démontrer que si elle était petite, elle était admirablement proportionnée, que son visage était ravissant, j'invoquais son succès auprès des jeunes gens, succès qu'elle ne niait d'ailleurs pas, etc. La mère, enthousiasmée par mon discours, espère un changement dans l'attitude de sa fille et voit s'ouvrir une ère de tranquillité. Il n'en est rien. Le visage de sa fille reste fermé. Elle part en disant : « Je finirai bien par trouver un chirurgien qui fera ce que je demande. »

Je concluerai avec cet exemple le chapitre des interventions déraisonnables qui, pour satisfaire des caprices ou des désirs injustifiés, exposeraient le médecin à exercer ses responsabilités sur un mauvais terrain.

Il est donc très intéressant d'étudier la place de la motivation esthétique en chirurgie orthopédique. Cette place est importante certes mais doit rester strictement définie. C'est à l'autorité du chirurgien, à sa psychologie et à son expérience de la maintenir dans les limites raisonnables.

J. J.

QUATRIÈME PARTIE

LE POUVOIR MÉDICAL MIS AU DÉFI

CHAPITRE 13

LES BOUFFES PARALLÈLES

Je ne cours guère de risques alimentaires dans mes horizons familiers.

Élevé à la campagne, je ne consomme aucune baie, aucune racine, aucun rhizome et pas davantage de champignons douteux. Je n'ai rien contre la curiosité écologique des citadins, mais j'aimerais que tout chef de famille désireux de ramasser des champignons ou des coquillages là où le plancton de service connaît d'inquiétantes mutations prenne deux précautions à mon sens élémentaires : limiter la consommation de sa récolte sauvage à lui-même, signer un contrat d'assurance sur la vie (la publicité à ce sujet contre la famille rassemblée, souriante, sous un parapluie de couleur; il pleut alentour; le *pater familias* disparaît, emporté par ses expériences gastronomiques? La mère tiendra le manche!).

Je vérifie avec soin la date de limite de mise en vente sur les cartons contenant ce qui est périssable. Yaourts, fromages blancs, laits sont jetés au moindre doute. J'écarte les boîtes de conserves bossues. Je renifle avec soin leur contenu. Je refuse énergiquement les soi-disant merveilleuses conserves familiales lorsqu'elles ont été concoctées par des néophytes, ignorants des subtiles beautés de l'agonie botulique. Je vide régulièrement avec soin le réfrigérateur. Il est une merveilleuse machine à faire pourrir, pieusement, sans odeurs.

Il faut connaître les dangers des bouffes parallèles. J'ai été morigéné par le journal *Libération* pour avoir écrit que notre bouche était l'office d'immigration le plus tolérant. Je signe et persiste. Exceptés goûts désastreux et sensations douloureuses, nous pouvons tout avaler. Nos enfants ne s'en privent pas. Laissons de côté les empoisonnements par absorption de toxiques et les accidents dus à la dégustation accidentelle de caustiques ménagers pour le traitement desquels existent des centres spécialisés. Intéressons-nous au matériel vivant que nous ingérons. Je veux dire les microbes et les parasites.

La première femme qui, par maladresse, fit tomber dans le feu tribal un morceau de viande doit être remerciée. Désireuse de ne rien perdre de ce que son chasseur de mari avait tant de mal à tuer et à livrer à la caverne, elle goûta le morceau cuit et le trouva bon. Elle eut le tort d'en faire profiter son compagnon. Elle se condamnait, elle et toutes les autres, à l'esclavage de la cuisine. Il est piquant que ce soit le surgelé qui ait enfin libéré de cette tâche les damnées de la terre réfractaire. Mais cuire stérilise. Le « cuit dans l'immédiat », et pour un temps, est sain.

Un jour, dans un village de Bolivie, mon taxi valétudinaire s'arrêta à l'entrée d'une boulangerie. Le patron indien m'invita à voir son four et m'offrit un petit pain chaud. Mon compagnon d'aventure, Américain du Nord, refusa avec une énergique indignation ce cadeau de bienvenue. Je lui expliquai qu'il avait bien inutilement conforté son image de gringo en refusant le seul aliment stérile mis à sa disposition entre Sucre et La Paz. Quelques soient le pays traversé et la composition du ragoût, ce qui sort de la casserole ou du four sans manipulation contaminatrice et sans attente prolongée est sain, sinon mangeable.

Un pays ne peut prétendre sortir du sous-développement que lorsqu'il offre à la grande majorité de ses

136

habitants une eau sans teneur bactériologique et parasitaire pathologiques. Une politique draconienne doit empêcher les excréments humains de contaminer les rivières et la nappe phréatique. Sans cette séparation absolue, il n'y a pas de salut. Les glaçons, les crudités finissent par vous apporter quelque élément terroriste pour vos entrailles. Pour avoir consommé, il y a vingt ans, un demi-verre d'eau d'une carafe posée sur la table d'un hôtel de luxe à Chitchen Itza, ma femme a fait une redoutable typhoïde. Je pensais de bonne foi que ce danger avait, sinon disparu, du moins diminué. Aussi, sur la plage du Camino Réal de Cancun, après huit jours passés sans ennuis digestifs, écrivais-je : « Vous pouvez aller dans ce magnifique pays. Vous trouverez de l'eau pure dans les grands hôtels et serez ainsi délivrés des calories et du goût du Coca-Cola. » Malheureusement, au même moment, mon fils pâle, anxieux, frissonnant attrapait la *turista,* réaction plus ou moins allergique à une nourriture et à des germes différents. Médication : un antiseptique intestinal. Un peu de fièvre : il s'agit d'une infection banale que guérit la pénicilline. Beaucoup de fièvre : on parle de salmonellose. Avec deux antibiotiques puissants on a arrêté les signes en une nuit. Le médicament sera pris durant huit jours.

Que la direction de ces magnifiques hôtels et celle du tourisme mexicain veuillent bien m'excuser. Je continuerai à aller au Mexique mais je ne puis laisser mon optimisme sans correctifs.

La nourriture des collectivités est une nécessité. Nos pères sont allés à la roulante. Nous avons connu les popotes puis les salles de garde. Nous avons survécu. La nourriture des restaurants est habituellement sans danger. Mais que dire de l'hygiène des lieux-dits « d'aisance », où l'on se sent généralement fort mal à l'aise. En fait, la saleté d'une foule est égale à la somme des carrés des saletés individuelles. Le quotient intellectuel ou le milieu d'origine n'expliquent rien. Lors d'un congrès médical sis dans les locaux de la Faculté des lettres, j'ai pu admirer la couche de crasse dans laquelle nos élites des pays de Loire se nourrissent du substantifique savoir. Si vous allez faire un cours dans une Faculté de médecine prenez vos précautions avant. L'hygiène y est livresque. Certes, il y a l'insuffisance des crédits : mais a-t-on vu un étudiant protester contre la saleté ambiante et contribuer si peu que ce soit à la conserver ou à la restaurer ? Cette parenthèse n'est pas aussi futile qu'il paraît. Une de nos premières actions dans le cadre du comité d'hygiène de notre hôpital a été la visite des cuisines. Allez aux toilettes y relevait de l'exploit individuel et se laver les mains était une subtile plaisanterie. Il existait pourtant, dix mètres plus loin, une chaîne alimentaire destinée à la confection des plateaux, rutilante de propreté, avec un personnel tout de blanc vêtu, ganté et chapeauté. Aidés immédiatement par l'administration centrale qui débloque les crédits et le directeur qui ordonnance les travaux, nous avons pu inaugurer quelques semaines plus tard des lieux capables de protéger efficacement les patients et le personnel contre les périls microbiens ou parasitaires. Intrigué par une épidémie d'amibiase, parasitose peu commune aux environs de l'hôpital Saint-Antoine avant l'ère des charters, grands organisateurs du Marché commun mondial microbien et parasitaire, mon premier patron fit faire une enquête. La même porteuse de pain, involontaire héroïne de ce roman noir, desservait à domicile tous les parasites. Retrouvée et fouillée dans ses plus intimes recoins, elle grouillait d'amibes et ajoutait ce cadeau au pain quotidien. J'avoue, depuis cet enseignement, supporter avec agacement le tripotage de la nourriture par les clients qui sont devant moi, au marché.

Les enfants des écoles ne transportent plus leurs gamelles le long des grands chemins buissonniers qui les conduisaient au temple du savoir libérateur. A ma communale des années trente, un grand poêle central réchauffait tous ces ragouts mijotés. La gastro-entérite collective n'était pas à craindre. Seule la précarité calorique de certaines rations signalait à mon père, instituteur laïque et militant socialiste, le niveau insuffisant des ressources de certaines familles. Le curé, seul interlocuteur valable à l'époque, était lui aussi mis au courant par le biais discret du catéchisme. La recherche des basses calories, terme à vrai dire scientifiquement inacceptable, n'était pas de saison.

Presque seuls à l'époque, les pâtissiers étaient responsables des suites tragiques des noces et banquets. Le danger ne pouvait venir de la langouste en Bellevue, des plats de poisson ou de viande. Les restes consommés tard le soir après la traditionnelle partie de manille coinchée n'auraient pu mettre à mal les muqueuses digestives des oncles en bras de chemise et des femmes affairées. Par contre le saint-honoré avait ce pouvoir. Pâtissiers ou pas, nous sommes normalement habités par des microbes paisibles qui vivent bien leur vie grâce à la nôtre. Quelques-uns, moins inoffensifs, ont élu domicile à l'entour de nos orifices naturels et traversent notre territoire cutané, avant d'être expulsés plus ou moins rapidement par les populations autochtones qui détestent ce tourisme. A l'orifice narinaire, vit le staphylocoque dit doré. Un certain nombre de nos concitoyens sont porteurs permanents d'une quantité assez importante de ces bestioles pour en disséminer plus que les autres. Contrairement à son cousin le staphylocoque blanc, dit métayer cutané paisible, il est équipé d'enzymes qui lui permettent de mettre en difficulté les défenses et de massacrer les populations cellulaires civiles. Notre peau, et celle de nos mains en premier, est soumise à cette contamination incessante. En doutez-vous? Un coup d'œil au feu rouge vous renseignera. La moitié au moins des automobilistes trompe leur attente en se curant les narines avec méticulosité et délectation. Retrouvons notre pâtissier là où nous l'avons laissé, face à sa commande de saint-honoré. En posant artistement la crème qui ne saurait cuire, il ajoute, s'il en est porteur et ne s'est pas lavé les mains, quelques staphylocoques. La dose à ce moment-là est bien incapable de donner la courante au gâte-sauce chargé de la livraison. Mais les maîtresses de maison aiment recevoir à temps ce qu'elles ont commandé. Les livraisons se faisaient parfois au pas lent des chevaux sous le soleil. Peu à peu le saint-honoré devenait un magnifique milieu de culture pour ces microbes habitués à un brouet médiocre. La noce partait à l'hôpital, mariée en tête puisque première servie. Les journaux locaux relataient avec de nombreux détails ces mariages lorsqu'ils devenaient des enterrements, qui se terminaient parfois par un second banquet.

Le législateur est venu très tôt au service des amateurs de gâteaux à la crème et de ses artisans mis au pilori. Une loi interdit le port de staphylocoque pour tout chef saucier ou pâtissier. L'ennui est qu'elle n'a jamais été appliquée et qu'elle ne peut l'être. Curieusement les chirurgiens n'ont jamais été concernés par elle, et pourtant!

A la grande fête microbienne, le nez n'est pas le seul distributeur de confettis. Il faut évoquer aussi une autre orifice, postérieur. Il y a une quinzaine d'années, dans un hôpital parisien, la bactériologiste en charge du contrôle de la qualité sanitaire de la nourriture eut la surprise de voir pousser, sur les milieux de la culture ensemencés par les prélèvements effectués sur les crudités, un germe tropical. Salades, tomates, concombres, tous étaient souillés par ce germe peu dangereux mais parfaitement indésirable. Une rapide enquête dans les cuisines montra que toutes les crudités étaient indemnes de contamination, avant de recevoir des mains de la surveillante la sauce vinaigrette. La sauce se révéla inoffensive dans la bouteille. Tout s'éclaira pour le bactériologiste lorsqu'il apprit le récent retour de Thaïlande de la goupillonnaire galonnée. Terre d'élection d'une méthode de kinésithérapie ludique, ce pays touristique est également celui de germes incongrus dans l'hexagone. Il fallut toute l'autorité du responsable de l'hygiène pour faire admettre les faits à la surveillante.

Des accidents suviennent encore de temps à autre dans les cantines scolaires. La France a le triste privilège d'avoir les citoyens les plus sous-informés des pays développés du monde libre. La presse, les radios, la télévision relatent les faits et annoncent gravement qu'une enquête est ordonnée mais nous donnent rarement les résultats. Il semblerait normal que nos concitoyens, pas plus bêtes que les autres, soient au courant des conclusions. Les parents des élèves apprendraient que le staphylocoque doré trouvé dans la nourriture fautive a été retrouvé dans le nez, sur un furoncle ou encore dans la plaie suintante du cuisinier ou de la serveuse. Des moyens précis d'identification, dont les résultats sont interprétés avec prudence par qui sait, permettent d'établir de telles responsabilités.

Les compagnies hôtelières, chargées de nourrir les passagers des avions de ligne, connaissent bien ce danger. Elles apportent tous leurs soins à la confection et à la conservation des plats cuisinés, mais surtout des crudités et des gâteaux. On parle encore dans ces milieux du suicide d'un responsable japonais dont les fournitures alimentaires auraient mis à mal tous les passagers d'un Jumbo Jet.

Le réel danger vient d'une utilisation erronée du froid. Le réfrigérateur est une merveilleuse machine à faire pourrir sans odeur. La congélation permet une conservation prolongée largement utilisée dans le commerce alimentaire et dans la « préparation-à-l'avance » des repas. Mais il suffit que le matériel alimentaire soit réchauffé pour que la prolifération microbienne commence. Il est habituellement consommé avant qu'elle ne devienne un inconvénient même mineur. Mais si cette nourriture est refroidie à nouveau, les germes transis, mais non occis, plus nombreux, attendront leur heure. Lors du second réchauffement, ils envahiront l'intestin qui perdra la face. Il semble que nos concitoyens aient parfaitement compris ce problème. Lors de l'apparition brutale d'un froid sibérien, une partie de la Beauce fut privée d'électricité. La couche de neige était si épaisse que les médecins allaient à ski et que les chars furent nécessaires pour réparer les pylones. Des banquets pantagruéliques furent organisés devant la démission des congélateurs. Lorsque les grévistes de l'E.D.F. nous font part de leurs problèmes en nous coupant le courant nous prions pour que l'isolement du meuble soit suffisant. Si ces actions particulièrement désagréables, — notamment pour ceux qui restent bloqués dans les ascenseurs — devenaient plus fréquentes et plus longues, il faudrait songer à équiper les congélateurs de thermomètres spéciaux et se résoudre à banqueter comme les Beaucerons. Pour les microbes comme pour nous, tout est une question de niveau de vie.

Certaines bouffes parallèles ne sont pas dangereuses hormis entêtements coupables ou abus caractérisés. Le mythe de la nature, la nourriture « biologique » et « bio-énergétique », font recette. La croyance dans le bon sauvage accueillant demi-nu les explorateurs de civilisations a disparu. Nos contemporains ont même tendance à voir de mauvais sauvages dans tout étranger différent d'eux. Contaminé, alcoolisé, chassé, l'homme primitif ne sert plus de référence mais seulement de sujet de conférence. Les Indiens, les aborigènes, les Esquimaux, les tribus d'Afrique épargnées par les racismes meurtriers mangeaient une nourriture presque naturelle. Parmi les cadeaux et les saloperies toxiques que la bonne nature leur dispensaient, ils avaient réussi à survivre au milieu d'une mortalité infantile eugénique et d'une mise à mort rapide des vieux devenus inutiles. Nos naturo-névropathes sont navrés, à longueur de ligne et de postillons, de les voir abandonner si rapidement cette manne céleste indemne des pollutions de la civilisation, pour la boîte de conserve, l'économie des marchés et les liquides en bouteille. Or, l'impérieuse nécessité de produire vite, beaucoup et à prix compétitif, une nourriture de goût acceptable par le plus grand nombre, mais saine, est une des causes de l'allongement de la durée moyenne de la vie. Certes, ce délai de grâce est plus féminin pluriel que masculin. Mais enfin, le fait est là, surnaturel!

Cette abondance ne va pas sans erreurs et trucages que les unions de consommateurs ont raison de dénoncer. Aux États-Unis, il a été un moment rentable d'implanter dans le cou des poulets un comprimé d'hormone pour hâter leur croissance et augmenter leur poids au moment de l'abattage. *Time is money.* Or le cou, où restait souvent un morceau de comprimé, était laissé en cadeau aux tueurs de ces petites bêtes que personne, sauf végétariens stricts, n'a encore songé à sauver d'un destin aussi cruel qu'injuste. La consommation journalière de fricassées de cou de poulets entraîna une épidémie de gynécomasties. Si l'hormone femelle utilisée est incapable de faire pousser les seins des femmes déshéritées, elle réalise chez l'homme de magnifiques poitrines. La vigilante et redoutable « Food and Drug Administration », responsable de la santé alimentaire et pharmacologique des neveux de l'Oncle Sam et des locataires de la case de l'Oncle Tom, arrêta immédiatement et définitivement cette pratique. La paix revint dans les ménages avec le dégonflement des seins et le retour d'une virilité dangereusement entamée.

La consommation du veau aux hormones ne risque pas d'effriter dangereusement le nombre et la valeur de vos prestations conjugales ou morganatiques. Elle ne vous obligera pas à troquer la chemise contre le chemisier. Je ne sais si elle est cancérigène. Mais, pour un Français, il y a pire : la viande est moins bonne. Nous avons une absolue confiance dans les compétences et l'intégrité des équipes chargées de déceler les fraudes alimentaires. Nous aimerions qu'elles disposent d'autant de personnel, de moyens d'enquête et de châtiments que l'administration fiscale. A-t-on vu un éleveur coupable, un vétérinaire complice, un pharmacien trafiquant chassés de sa ferme, de son cabinet ou de son officine? Il est bon que la chasse à l'hormone, à l'additif dangereux, au colorant inquiétant pour la paix de nos cellules, au conservateur sournoisement toxique, soit permanente.

Sans être un partisan de la loi du talion, persuadés au contraire de la valeur exemplaire et même thérapeutique du pardon des offenses, nous déplorons que les industriels qui ont vendu en Espagne de l'huile de moteur mélangée à de l'huile d'olive restent inconnus. Nous connaissons Petiot et Landru, l'archevêque Cauchon et l'assassin de Jaurès, nous déplorons ne pas connaître l'identité de Jacques l'Éventreur. Pourquoi ignorons-nous celle des responsables de la maladie et de la mort lente des malheureux consommateurs de fritures et salades criminellement lubrifiées? Nous devons résister à l'envie sauvage de les voir exposés au pilori sur toutes les *plazzas* ou encore livrés à la *sombra* aux cornes d'un *toro*. Mais comment accepter qu'installés confortablement dans une corbeille d'avocats ils restent aussi anonymes que leurs sociétés.

Ces horreurs véritables et les fautes plus vénielles ne sauraient justifier un recours à ce que des commerçants plus avisés que naïfs vendent sous le nom d'aliments naturels. Il faudrait savoir où commence et où finit la nature. Selon l'un de mes opérés, géologue vénézuélien estimé, existe dans son pays une vallée perdue, où l'homme n'a jamais pénétré. Le gouvernement en a fait le Conservatoire de la nature originelle. Je me demande les chances de survie qu'auraient ceux qui, craignant les acquis et les séquelles de l'activité humaine, iraient s'y installer pour fuir aussi bien les centrales nucléaires que les nourritures artificielles. Le premier mois, ils auraient consommé les vivres importés : gelée royale d'abeilles sauvages récolté par un apiculteur barbu, pain complet fait de farine de blé écologique, vin biologique, tisanes ramassées et vendues par un gourou occitan transfuge de l'imposition des mains et guérisseur. Puis, ils périraient lentement comme les naufragés du radeau de la Méduse, incapables de téter le sein de leur bonne mère « la Nature ».

Pour ceux qui vivent dans la fumée des villes et le

plomb des moteurs, la campagne est bonne. Elle est pure création des hommes qui défrichèrent la forêt primitive, en reconstituant d'autres plus belles et moins dangereuses. Il faut veiller aux frontières de nos espaces verts que sauvera l'inexorable baisse de la natalité et l'absence d'invasion. Mais l'eau du pittoresque village médiéval pourrait contenir trop de nitrites venus dans la nappe à la suite de l'épandage des engrais et le citadin pourrait découvrir que le poulet joggeur des petites fermes a très peu de viande sur les os, que sa chair est plus dure et qu'il ne lui préfère celle des poulets labellés du marché. Aimerait-il manger tous les jours du sanglier et boire de l'hydromel tiède à goût de poterie mal lavée?

Avoir des convictions en matière d'alimentation naturelle, être végétarien par exemple, est un succédané de religion nécessaire à certains. Nous n'y voyons aucun inconvénient, à condition qu'on ne brandisse pas pour défendre ces poncifs des arguments médicaux éculés.

R. V.

CHAPITRE 14

L'ALCOOL, A BRÛLER SA VIE

Avec la prévention de l'alcoolisme, nous sommes confrontés, plus rapidement qu'ailleurs encore, à une impossibilité d'agir efficacement. Des organismes, dont la Ligue contre l'alcoolisme, ont été créés depuis longtemps. Des médecins se sont spécialisés dans les cures de désintoxication. Des campagnes sont menées contre ce fléau, dont la France n'a pas l'exclusivité. Mais, chez nous, l'ivresse occasionnelle ou permanente est considérée avec une indulgence amusée.

Lorsque, avec une centaine de jeunes lauréats au Certificat d'études primaires, nous sommes allés passer l'examen dit « des Bourses », le sujet de composition française était le suivant : « Décrivez une scène amusante qui vous a particulièrement frappé »; cent plumes sergent-major, mues par cent écoliers venus des écoles communales du Cher, se mirent à rédiger. J'eus, curieusement, la meilleure note; j'avais été le seul à avoir utilisé mes souvenirs cinématographiques. Tous les autres avaient décrit avec enthousiasme et presque sans fautes d'orthographe (on ne plaisantait pas sur ce sujet), une scène d'ivresse familiale ou publique où ils avaient ri aux larmes. Le jury vint féliciter le seul qui riait d'autre chose.

Quinze jours plus tard, vint s'installer sur la place

146

de l'église un cinéma forain. Pour attirer les specta-
teurs, ils filmèrent quelques scènes de la vie locale.
En début de séance, juste avant le grand film
consacré aux obscurs aventures de princes chamarrés
et de princesses sous-titrées, tout le village s'esclaffa
en voyant le poivrot communal sortir titubant de
l'estaminet. Les balbutiements, les maladresses et les
accents de sincérité incongrue de l'ivresse ont fourni
au cinéma de nombreuses scènes d'anthologie vini-
cole. « Hubert, dis-moi que tu m'aimes », répété par
Victor Boucher dans *Les Vignes du Seigneur,* n'était
pas destiné à promouvoir l'homosexualité. Il s'agissait d'une scène qui a diverti de nombreuses générations. Elle associait deux gags bien français : le
comportement de l'ivrogne et les malheurs du cocu.
Bourvil nous a gratifié d'une conférence sur l'alcoolisme indigne de son talent mais parfois drôle. Bien
peu de nos amuseurs publics évitent une publicité
appuyée sur les mérites de la consommation abon-
dante de vin. Ce faisant, ils se déculpabilisent,
ouvrent largement le tiroir des plaisanteries faciles et
ont la certitude d'entrer en communion immédiate
avec la France profonde qui regarde le fond de son
verre. On boit pour devenir un homme, pour rester
un homme, en vrai patriote conscient des malheurs
des vignerons du Midi. Les journalistes français
restent discrets sur les causes de la mort d'un artiste,
alcoolique invétéré, mort d'un éclatement du foie.
Leurs collègues américains – plus objectifs – nous
font part volontiers du nombre des cures de désintoxication inefficaces. Participer à la tournée a été
longtemps le rite d'intégration obligatoire pour l'apprenti ou le nouveau compagnon. Si j'en crois les
mœurs du « Petit Boucicaut » sis en face de l'hôpital,
cette charmante tradition est en perte de vitesse.

Nous avons des excuses. L'alcool comme le tabac
est considéré depuis longtemps comme un médicament. Il est, de plus, un merveilleux tranquillisant,
du moins au début. Tous les enfants de ma génération ont eu droit au sucre trempé dans la goutte du
bouilleur de cru, en cas de petit malaise ou de

colique soudaine. Rincer une dent douloureuse à l'alcool est souverain. Beaucoup croient de bonne foi à la valeur antivirale du grog très alcoolisé en cas de grippe. Ce ne sont pas les distillateurs qui les contrediront. L'alcool dope. Les victimes d'un accident se voient encore offrir un verre de cognac. Le petit rhum du matin fatal aidait le condamné à mort à passer ce mauvais moment. Le classique « vous prendrez bien quelque chose, facteur » a certainement contribué à diminuer le nombre de retraités des P.T.T. Un travailleur de force ne peut venir à bout de sa tâche qu'avec deux à trois litres de rouge. Pas de manifestation sportive sans que les adultes et les enfants ne se protègent du soleil en vantant les mérites du pastis. Certaines publicités sont démoniaques : cet apéritif est le meilleur ami de l'eau. Nous préférerions qu'il consente à ne pas être un ennemi de l'homme. Nous ne voulons pas savoir s'il existe ou non des groupes de pression unissant leurs efforts pour maintenir le marché ouvert. Mais ont-ils réellement besoin d'exercer leur influence sur un public conquis dès l'enfance ?

L'alcool serait apéritif ? J'en doute. Il y a trente ans, lorsque j'étais aux États-Unis, l'usage du vin à table était pratiquement inconnu. On vous servait éventuellement au dessert un verre de vin blanc tiède et sucré. En revanche, combien de cocktails vous offrait-on avant. Je les prenais tous car ils avaient l'immense mérite de me couper l'appétit en face d'une cuisine qui n'avait pas encore été touchée par la grâce du vieux continent. L'alcool serait digestif ? Il favoriserait le passage d'une nourriture riche en graisse ? Le trou normand et le verre de vodka glacée permettent de continuer le repas. Mais le sens de la digestion peut s'inverser si le trou devient piscine et la vodka, Volga.

L'alcool est surtout un merveilleux tranquillisant. A peine ingurgitée la petite dose entraîne une bouffée d'euphorie, un invincible besoin de parler et de rire. Les soucis s'envolent. On dilue son chagrin puis on croit le noyer pour mieux le retrouver au

148

matin avec la gueule de bois. La mise en marche des médicaments tranquillisants n'a pas changé fondamentalement le besoin d'alcool. Ils réalisent chez ceux et celles qui ne peuvent, ne veulent, ne pensent pas à boire un soulagement momentané de même nature. L'automédication particulièrement florissante me paraît une preuve. Mais ceux qui consomment les deux en même temps affrontent des risques graves. Le besoin de soulever le fardeau de l'angoisse existentielle ou de la tristesse événementielle peut être épisodique. Certains se saoulent une fois par semaine, une fois par mois comme on se purge.

Au retour d'un congrès chirurgical nous primes un taxi pour nous emmener à l'aéroport de Los Angeles. En nous entendant ma femme et moi parler français, le chauffeur, un vieux Canadien français, à l'accent à couper au tomawak, se mêla à la conversation. Il vivait confortablement dans cette ville-département entre les bouchons du trafic, les puits de pétrole et le smog. Une petite activité hebdomadaire palliait aux aléas de la clientèle. Une vingtaine de célibataires tristes, de veufs inconsolables et de veuves en rupture de nouveaux bans l'avaient choisi comme ange gardien de leur cuite fiévreuse du samedi soir. Il les prenait à la nuit tombée, un par un, et les emmenait dans leur bar favori. Là, plus seuls que jamais, dans l'ombre puritaine des débits de boissons d'outre-Atlantique et servis par un barman compréhensif, honnête et ignorant des lois françaises qui règlent la consommation publique des spiriteux, ils ingurgitaient lentement; qui son bourbon du Kentucky, qui son scotch yankee ou irlandais, qui son gin tord-boyaux, qui sa bière favorite. A une heure précise, décidée d'un commun accord lors de l'établissement du contrat, notre chauffeur faisait une entrée discrète dans le bar. Il payait l'addition sans oublier le pourboire, ramassait les accessoires dérisoires de cette cuite thérapeutique : parapluies, chapeaux, sacs à main. Il emportait le plus souvent sur son dos ses clients. Le comateux était ensuite déposé à domicile, couché dans son lit sans être déshabillé, mais bordé. La porte d'entrée refermée, la clé était passée sous la porte. Le dimanche, commencé tard par un petit déjeuner à base d'Alka Seltzer, permettait une récupération suffisante pour reprendre le lundi, qui son balai, qui sa hutte de parking, qui son gardiennage, dans la solitude infinie des espaces urbains.

Plus grave est le cas de ceux qui ont besoin en permanence de ce sédatif ou de ce stimulant. Ils commencent tôt le matin, utilisent toutes les occasions offertes par le milieu de travail : anniversaires, mariages, promotions, mise à la retraite, vin d'honneur..., pour entretenir la dose et ils la complètent le soir. A ces alcooliques sociaux, il faut ajouter les solitaires qui se cachent de leur entourage et de leurs voisins.

Lorsqu'on est intégré dans un village ou dans un quartier, apparaissent très vite à l'horizon familier ces buveurs impénitents. L'alcool, ennemi sincère des Français, ignore les problèmes de classe. Il est fraternel pour tous. Lorsque nous étions installés avenue Montaigne, locataire fragile d'un hôtel particulier destiné à la pioche des démolisseurs, nous pouvions voir se croiser les destins de deux ivrognes s'ignorant l'un l'autre. Leur vie était limitée à l'espace triangulé du zouave du pont de l'Alma, des statues de la France et de la Belgique unies par la fiente des pigeons de l'avenue François Ier. Baptiste était un authentique clochard parisien avec sa voiture d'enfant dont la carosserie ventrue menaçait les pavés. Pleines de mille choses indispensables à celui qui a rompu avec la société, elle lui servait aussi à assurer sa marche. Baptiste était unijambiste et appareillé avec un pilon de bois modèle 1914 modifié en 1921. Il avait élu domicile sur le banc voisin du petit square franco-belge et consommait à heures régulières le camembert et le piqueton rouge qui sont les deux mamelles de la cloche. Il prenait trois cuites par jour : la première tôt le matin à l'heure où les balayeurs construisent de fragiles barrages de chiffons pour nettoyer les trottoirs, la seconde

150

l'après-midi, après la sieste, à l'heure des premières éditions des journaux du soir. Il disparaissait la nuit pour prendre la troisième sous les ponts, traqué parfois par des projecteurs indiscrets des bateaux-mouches.

Grâce aux garçons du Bar des Théâtres, j'appris que Baptiste, mutilé de guerre, touchait une pension substantielle et qu'il possédait un immeuble de rapport en banlieue. Il n'avait confié à personne les raisons de sa dérive. Mais tous les clochards, bergers des moutons de la Seine entre le pont Alexandre III et le pont Mirabeau savaient que, termes et pension touchés, Baptiste régalait au vin bouché. Baptiste ne parlait ni ne mendiait. Mais il avait beaucoup de mal à se débarrasser des aumônes. Un soir de Noël, peu avant l'heure du réveillon, je sortis pour aller dîner. Une neige fine tombait sous le zouave, la France et la Belgique la main dans la main, et rendait glissant le pavé. Baptiste apparut soudain accroché à son landau comme naufragé à son espar. De tangages contrôlés en roulis périlleux, le pilon finit par glisser, Baptiste chut. Avant que j'aie eu le temps de voler à son secours, un monsieur extrêmement distingué se pencha sur lui, l'arrima à sa bouée à quatre roues motrices et, se prenant pour un roi mage, lui glissa un billet dans la poche. Le périple de Baptiste, cette nuit-là, lui rapporta une petite fortune. Il y a certainement quelques compagnons d'infortune qui se souviennent encore de la cuite communautaire et millésimée qui suivit la naissance de notre Sauveur.

Trottinette était noble. N'ayant jamais eu à ma disposition le dictionnaire nécessaire je ne saurais dire s'il descendait des Chevaliers de la Table ronde, toujours prêts à goûter le vin pour savoir s'il est bon, ou d'un tabellion annobli à coup d'écus. Mais il habitait un immeuble de fière allure. Il devait son surnom à une démarche rapide, limitée dans son amplitude par quelque dégénérescence des racines motrices de la moelle épinière. Il était affublé d'une douairière autoritaire et d'un gendre aussi ivrogne

151

que lui mais programmé pour d'autres chemins. Dès potron-minet, Trottinette échappait à la surveillance matrimoniale et commençait un périple compliqué entre les bars nombreux de l'avenue Montaigne et ceux des rues adjacentes. Renseigné à la source par les barmen, j'appris vite que Trottinette ingurgitait ses 25 Raphaël-Quinquina avant que ne s'éveille son redoutable cerbère. Il ne finissait pas ses verres, les laissant un moment seuls sur le zinc. Doué d'une mémoire infaillible, il revenait toujours les finir. Avec un peu de chance cet éternel retour coïncidait avec une nouvelle compagnie prête à trinquer avec ce monsieur si distingué. Trottinette savait se mettre au niveau de ces nouveaux compagnons et n'hésitait pas à lâcher un moment son Saint-Raphaël pour quelques verres de vin rouge ou blanc. Le repas familial à la terrasse du Bar des Théâtres se déroulait rituellement avec le gendre au nez rouge, la fille plutôt gentille et la femme plutôt revêche. On commandait haut et ferme un quart Vittel à M. le Baron. Cela l'aidait certainement, dit la publicité, à éliminer tout le reste.

Baptiste est mort tristement affaissé sur son banc devant la France et la Belgique se tenant par la main. L'enquête montra qu'il avait succombé à une vaste plaie de la paume de la main due au bris malencontreux de sa bouteille de vin du matin. Ivre déjà, il n'avait prêté nulle attention à la blessure. L'hémorragie dura certainement des heures et le sang se mêla au jus de la vigne empêchant l'intervention des passants.

Trottinette nous a quittés soudainement, toujours digne et bien vêtu, sa tournée du matin régulièrement faite. Sa fortune et une sacrée constitution l'ont dispensé de la déchéance accordée à ceux qui n'ont pas les moyens et de boire et de manger et font alors dans la cirrhose ascitique et le délirium tremens.

Il n'y a pas de morale en biologie. Telle était l'opinion du personnel de l'ancien hôpital Bichat après la mort de deux frères employés à la lingerie. La consommation de vin de ces deux Bretons était telle qu'elle étonnait les plus blasés. Dès le matin nous pouvions les rencontrer les bras vides, comptant cependant les draps à livrer. Ce fut celui qui buvait le moins qui partit le premier à la surprise générale. Certains en tirèrent dans les bars voisins des conclusions aussi douteuses que hâtives. Il n'y a toujours pas de morale en biologie. Est-ce dommage?

Baptiste avait librement choisi son destin; son comportement n'était pas délictuel; il était même un des fleurons de la relance de la consommation intérieure : il buvait français. Trottinette avait élevé sa fille. Sa femme avait librement choisi son mari de sang bleu mais de nez rouge. Le jogging matinal aérait l'enfer du huis clos familial.

Mais, tous les alcooliques n'ont pas ce parfum folklorique. L'initiation à l'alcoolisme a longtemps été un des bénéfices individuels du passage de l'appelé sous les drapeaux. L'ennui, le nivellement des critères moraux par l'effet de groupe, le désir d'épater, l'absence d'ambiance sportive et donc d'émulation, joints à la vulnérabilité nationale, enregimentaient vite la fleur de la nation sous la bannière patriotique du pinard. Les temps changent. Dieu des armées, soyez remercié si vous nous aidez à gagner du terrain !

Ne vous croyez pas à l'abri si vous avez été réformé ou dispensé. L'alcool nous guette tous. Tel écrivain solitaire, angoissé devant la page blanche et découragé devant celle qu'il vient de remplir, utilise souvent la bouteille comme starter : l'alcool ne saurait « faire » un écrivain mais joue volontiers les muses consolatrices.

Tel autre a réussi. Son ambition juvénile est satisfaite. Il dispose d'un pouvoir certain dont l'exercice le grise. Mais vient l'heure des angoisses critiques, des jaloux, des ennemis. Il lui devient de plus en plus difficile de se soustraire à ce tintamarre. Il n'a plus de distraction vraie. Alors, pour se retrouver le soir, se reposer, oublier, il commence par l'élégant long drink qui ne sent pas la vinasse crapuleuse et qui devient très vite une habitude puis un besoin.

L'accoutumance l'oblige à augmenter la dose. D'ailleurs, c'est bon pour les coronaires, on bisse, on trisse et le besoin d'alcool se fait sentir dans la journée. Le bar du bureau se remplit et se vide. On offre un pot pour satisfaire son propre besoin. La bouteille de vin rouge frais devient l'essentiel de la nourriture que l'on prend dans les repas d'affaires. Dans les cocktails, en avion, on réclame un whisky bien tassé. C'est ainsi que l'on devient alcoolique mondain.

Vos proches, vos amis, vos clients et vos rivaux disent en parlant de vous « il boit » (nous n'avons pas comme les Argentins deux verbes différents pour distinguer la sainte satisfaction de la soif (*tomar*) de l'intoxication délibérée (*beber*). Qui aura le courage de vous le dire? à peine votre médecin.

Si vous désirez connaître votre position exacte sur l'échiquier de l'intoxication, supprimez brusquement pendant quelques jours tout liquide contenant peu ou prou de l'alcool. Si vous ne ressentez aucun trouble, si la vie vous paraît toujours la peine d'être vécue, si vous ne devenez pas irritable ou insupportable, faites vos comptes mais la situation est bonne. Si vous êtes, dès le premier soir, invinciblement attiré par le tire-bouchon, si vous rôdez autour du bar à liqueurs, si votre humeur met en péril le rendement au bureau et la paix à la maison, si vous ne pouvez pas tenir plus d'une journée, alors il est temps de vous inquiéter.

Vous avez le choix entre deux méthodes : devenir un buveur d'eau capable de distinguer les yeux bandés l'Évian de la Vittel, tâter du jus de fruit et regarder d'un œil nouveau les autres s'alcooliser; ou bien diminuer progressivement les doses. Supprimez les apéritifs, ne buvez jamais avant le coucher du soleil. Lors des bons repas, commencez par un ou deux grands verres d'eau, puis demandez un verre d'excellent vin. Réservez votre clientèle aux restaurants qui vous offrent cette possibilité. Vous serez guéri le jour où boire un peu d'alcool sera jour de fête sans lendemains obligatoires. Un bon moyen de devenir alcoolique est de signer un contrat de longue

154

durée dans un pays chaud. Vichy a été longtemps le grand rassemblement de tous les foies coloniaux alcooliques. Il faut bien tuer le temps sous les tropiques, boire – pour décourager l'amibe termite tenace, la salmonelle fébrigène, les virus inconnus et la mouche tsé-tsé terreur du travailleur – l'anisette, le planteur punch et les surplus écossais.

Si vous désirez éviter que vos enfants entrent dans cette carrière, commencez par être vous-même sobre. Donnez-leur, dès leur plus tendre enfance, le goût de l'eau. Ils doivent pouvoir en boire aussi souvent qu'ils le désirent, sans limitation d'aucune sorte; il serait bon qu'ils puissent tous disposer la nuit d'une bouteille ou d'un thermos remplis d'eau selon qu'ils l'aiment chambrée ou glacée. Le Grand Ferré durant la guerre de Cent Ans est mort, nous apprenait-on en classe, après avoir bu l'eau glacée d'une fontaine. Il est, à ma connaissance, la seule victime connue de ce breuvage. Vos enfants et vous-mêmes ne risquez rien!

R. V.

CHAPITRE 15

« LA MOTOMANIE »

La pratique de la traumatologie me met en contact avec des jeunes motocyclistes blessés. Leurs fractures ont le plus souvent un caractère de gravité particulière : fractures ouvertes avec les complications que cela comporte, fractures du crâne avec coma et séquelles, fractures de la colonne vertébrale parfois compliquées de paraplégie, c'est-à-dire de paralysie en général définitive des membres inférieurs. Signalons enfin une complication classique, définitive également : la paralysie du plexus brachial. Elle intéresse les nerfs du bras de façon partielle et souvent complète. C'est alors un bras totalement inutilisable qui pend le long du corps inerte. Cette dramatique complication est spécifique de l'accident de moto. Sur ce véhicule plus ou moins instable, l'individu n'est pas protégé comme dans une voiture. En cas d'accident il subit le choc de plein fouet, puis il est projeté en avant. Telles sont sur le plan traumatologique les complications dues aux accidents de motocyclette.

Cette fréquence et cette gravité résultent : de l'instabilité de ces deux roues mal protégées; de l'énorme vitesse dont ils sont animés; de la manière dont ils sont conduits.

Nous abordons ici un chapitre grave : la mentalité du motocycliste. Il est jeune et possède un jouet merveilleux qui obéit et bondit sous l'accélérateur

156

avec un bruit grisant, ce qui lui donne une impression de puissance irrésistible. Sa conduite échappe aux règlements. Tous les conducteurs de voiture savent que les feux rouges et les priorités n'existent pas pour le motocycliste. Changer de file ? C'est pour lui un jeu d'adresse! Je me suis laissé dire que certains font chaque jour le compte des feux rouges brûlés dont ils comparent le nombre avec celui de leurs camarades.

Toute une mythologie entoure le motocycliste et d'abord, le vêtement. Un véritable uniforme : casque impressionnant, blouson à deux ou trois couleurs dont les épaules soigneusement rembourrées donnent aux plus grêles une carrure d'athlète. Ainsi équipés, chevauchant un engin qui pétarade avec un bruit de tonnerre et animé d'une vitesse qui laisse loin derrière lui tous les autres véhicules, on conçoit que le motocycliste puisse s'assimiler à Goldorak ou à Superman. Une sorte d'ivresse se dégage de la vitesse, aussi dangereuse que l'ivresse de l'alcool ou l'effet de la drogue.

On peut se demander pourquoi j'attaque avec cette violence ce soi-disant sport. Est-ce le fait d'un homme mûr en retard sur son temps et incapable de comprendre les goûts, les passions et les élans de la jeunesse; absolument pas! C'est seulement la tristesse de voir ce massacre inutile et stupide de beaux jeunes gens pleins de santé, de voir ces lésions sans retour devant lesquelles nous sommes désarmés. Cette peinture de la mentalité motocycliste doit être complétée par la description de la passion maladive qu'ont beaucoup de jeunes pour leur engin. Toute passion contient une part de déraison, mais celle-là revêt un caractère exceptionnel. Des accidents, ils ne tirent aucune conclusion. C'est un véritable fanatisme. Nous ne pouvons comprendre ce sentiment absurde. Un sentiment de cette force devrait correspondre à quelque chose de beau, d'utile ou avoir une valeur de démonstration. On comprend l'enthousiasme pour un beau sport, la course, la natation ou les jeux du stade... Mais pousser sur le moteur d'une grosse moto muni d'un moteur puissant ne démontre absolument rien et n'a aucune valeur sportive : c'est la griserie du plaisir de la vitesse. Ces termes et ces jugements peuvent paraître sévères. L'enthousiasme, il est vrai, est l'apanage de la jeunesse. La vue de ces lésions effroyables et définitives provoqués par le désir d'un plaisir absurde inspirent mes réactions.

Le goût de la moto est une véritable maladie. L'expérience de l'accident, si sévère soit-il, ne porte absolument aucun enseignement. Un garçon de seize ans fait une chute en avant qui arrache de la moëlle épinière les racines des nerfs d'un bras qui commandent les muscles. Je le soigne de mon mieux, hélas sans résultat appréciable. Il demeure impotent. Au cours d'une visite, il me dit un jour : « Ils ne sont pas chics vous savez, ils m'ont refusé un permis de moto. » J'ai vertement secoué cet inconscient qui n'est que le cas extrême d'une mentalité répandue.

Un homme d'une trentaine d'années avait eu une très grave fracture de la cuisse qui avait mis deux ans pour guérir. Son genou était ankilosé, je l'ai opéré et lui ai rendu des mouvements. Je le retrouve quelques années plus tard en consultation. Son attitude est embarrassée. Il me montre le même genou totalement ankylosé. Comme je m'étonnais d'une récidive aussi totale d'une raideur du genou traité précédemment et complètement guéri, il me répond : « Mais Monsieur, c'est le résultat d'une nouvelle fracture du fémur, en moto... » J'opère ce récidiviste sous anesthésie péridurale. Donc, l'opéré entendait tout : « Ah, c'est l'imbécile qui s'est refracturé et pour lequel le premier drame n'a pas suffi. » Le jour suivant, je lui rappelais cet épisode et il convint que je n'avais pas tort! Dans beaucoup de cas, les avertissements des parents et du médecin ne jouent absolument pas! Lorsque je termine un discours que je crois percutant et convaincant, je vois souvent sur leurs lèvres un petit sourire qui veut dire : « Cause toujours tu m'intéresses! » Cependant que les parents ont un geste désabusé car ils connaissent d'avance le résultat de mon prêche.

158

Tels sont les faits et tel est le constat que m'impose mon expérience de chirurgien traumatologique. Pouvons-nous comprendre les raisons d'une passion aussi répandue et aussi forte? Devons-nous nous culpabiliser, nous les adultes, de n'avoir su donner à ces jeunes gens un autre idéal que celui de chevaucher une machine pétaradante? Comment leur montrer qu'il y a dans l'existence autre chose à réaliser, de vrais sports et tant d'œuvres utiles et prenantes... Pour conclure, je vous livrerai quelques chiffres qui me soulèvent d'une colère bien compréhensive : les trois quarts des motocyclistes tués le sont en raison du non-respect des feux rouges; il y a un tiers de morts de plus chez ceux qui ne portent pas de casques que chez ceux qui en portent. Ce qui procède du même esprit d'indiscipline que le refus d'obéir au code de la route. Le rapport publié en 1983 par le Centre de documentation et d'information de l'assurance est frappant :

« Gros cubes meurtriers.

Les pilotes de " gros cubes " (motos de plus de 400 cm^3) provoquent, proportionnellement, trois fois plus d'accidents corporels que les automobilistes, indique le Centre de documentation et d'information de l'assurance (C.D.I.A.). Chaque année, vingt-neuf pilotes de grosses motos sur 1 000 causent un accident grave (morts ou blessés) alors que, pour les automobilistes la proportion n'excède pas 10 sur 1 000 précise le C.D.I.A. à la veille de l'ouverture vendredi à Paris, du 72e Salon international du cycle et du motocycle. » Je tiens à signaler une autre statistique : le parc des motos, multiplié par 5,30 de 1970 à 1980, a diminué depuis 1980 et d'autre part, de 1980 à 1983, le taux des accidents corporels a baissé de moitié et le nombre des tués de 20 %. Un mouvement de replis s'amorce donc dont nous ne pouvons que nous réjouir. (Je remercie le docteur Jean de Kearney qui m'a communiqué ces chiffres.)

J. J.

CHAPITRE 16

LES ACCIDENTS DE LA ROUTE

Nous ne sommes pas des partisans inconditionnels du règne des mathématiques. Elles nous permettent pourtant, en autres merveilles, de découvrir chaque matin le nouveau cours du dollar, quand nous continuons à ignorer le nombre exact des chômeurs. Mais, même en tenant compte des variations saisonnières, il nous paraît bien imprudent de s'aventurer sur les routes en ignorant le théorème des forces vives : 1/2 MV 2. Il vous fait cadeau de la moitié de votre masse (inattendue faveur pour les gros), mais multiplie les effets d'un arrêt brusque par le carré de la vitesse. Que vous soyiez gibier – inoffensif mais indocile piéton –, rabatteur grimpé sur cycles et motocycles, ou chasseur français bien à l'abri dans son tank CX, le fait est là, chiffré, brutal. Certes les points qui vous permettraient de calculer sur vous-mêmes le résultat ont été en partie effacés. Vous avez moins de chances désormais de rencontrer un bouchon de radiateur contondant, un rétroviseur pervers, un tableau de bord aux reliefs menaçants. Les pare-chocs sont néanmoins davantage conçus pour achever le piéton que pour lui laisser ses chances.

Les règles du jeu sont bien connues. La rue, les trottoirs et les bas-côtés appartiennent à l'automobiliste quérulent. Le plus calme clerc de notaire et la femme la plus aimante peuvent être saisis par une agitation trémulente dès qu'ils sont enfermés dans cette enceinte de métal, français ou étranger. Tout commence par une série de petits coups portés sur le front. La crise pourrait s'arrêter là, mais elle est habituellement suivie par une bordée d'injures qui – pour certaines – appartiennent au vocabulaire des missions culturelles télévisées et qui – pour d'autres – témoignent d'une richesse d'invention tout à l'honneur de notre peuple. Viennent ensuite des propositions sexuelles anciennement condamnées par les Pères de l'Église mais devenues très « *in* ». Tout est prêt pour que la bataille commence. Les journaux font part de ces duels provoqués le plus souvent par des problèmes de parking. Comme dans le célèbre affrontement de *OK Corral*, ils se terminent parfois par mort d'hommes. La Prévention routière se donne beaucoup de mal, mais les résultats resteront limités tant que l'automobiliste gardera au volant le comportement de certains chasseurs. Nous avons vu, dans les grandes plaines moissonnées de la Beauce, leurs régiments refaire l'attaque de Douaumont. Mieux armés que les hommes de Driant et, vraisemblablement aussi, mieux nourris et alcoolisés, ils laissaient derrière eux le même ossuaire. Les plombs passaient par-dessus le mur de ma maison. Pour protéger un petit bout de champ attenant et éviter l'assassinat de ma chienne yorkshire (elle peut à la rigueur de loin et dans l'herbe ressembler à un lapin convalescent de la myxomatose), il m'a fallu parlementer avec ces foudres d'escopette. Ils en voulaient – semble-t-il – à un couple survivant de poules d'eau. Dieu sait pourtant qu'elles sont immangeables.

Lorsque nous recevons à Boucicaut notre ration de piétons mis à mal au sortir de chez eux, nous y découvrons des enfants, des adultes autochtones et des touristes ignorant que la chasse aux piétons est ouverte toute l'année. Certes, le temps des automobilistes courtois faisant passer d'un geste de la main ceux qui semblent égarés au milieu de la chaussée semble revenir. Mais pour ceux-là, combien accélèrent pour griller un feu rouge-orange, stimulés lorsque apparaissent à leur *punctum proximum* un landeau, un handicapé, une femme du quatrième âge ou mieux encore un adulte sain. Chaque fois que je me promène aux États-Unis au bord du trottoir, je veille à marcher d'une allure franche et parallèlement à la rue. Si j'approche du trottoir ou semble hésiter, les voitures s'arrêtent immédiatement; ce qui m'oblige, bon gré mal gré, à traverser. Popeck a une façon inimitable de dire « on est pas des sauvages », or il y a d'authentiques sauvages chez les automobilistes, ceux-là même qui délivrent des leçons de morale. Il est juste qu'en dehors de tout problème de faute le piéton atteint soit indemnisé. L'enfer des cyclistes est pavé des meilleures intentions des élus. A Paris, notre maire qui fait tout ce qu'il peut pour nous empêcher de marcher sur ce que vous savez a créé des couloirs pour les adeptes de la petite reine. Le résultat en est un moyen efficace d'avoir son cycliste quotidien, sans consommation d'essence : il consiste à ouvrir brusquement la portière côté rue. Vous ne pouvez pas le manquer.

La haine entre automobilistes et motocyclistes repose sur de multiples facteurs : agacement de voir les deux roues se jouer des bouchons, surprise désagréable lors d'un dépassement rapide dans un bruit de tonnerre, souvenirs insupportables de ces chevaucheurs d'engins aux pots d'échappement troués à dessein et insomniant tout un quartier, franchissement systématique des feux rouges par ces frères daltoniens. L'automobiliste frustré devrait reconnaître que les motards occupent moins d'espace que lui et donc lui en donnent. Ils sont malgré leur aspect « horde sauvage » plus courtois et plus serviables que lui. Enfin et surtout, leur peau est leur seule carrosserie. Le week-end amène dans les hôpitaux de Los Angeles assez de motards morts vivants, pour qu'on les ait baptisés « la banque d'organes à deux roues ». Automobiliste haineux ou simplement vindicatif, tu seras peut-être heureux de recevoir un jour le rein, le cœur ou les poumons d'une de ces malheureuses victimes. Il existe heureusement des

162

automobilistes comme vous et moi désireux de survivre au week-end, de retrouver leur famille ailleurs qu'à leur chevet et de ne pas toucher les indemnités de l'invalidité partielle permanente. Rappelons nos droits et nos devoirs. Nous avons droit à un réseau routier convenable. De gros progrès ont été faits. Chaque fois que les conditions obligatoires de sécurité ne sont pas respectées, attaquez l'autorité responsable. Vous protégerez les autres. Mais vous avez surtout des devoirs. La voiture qui vous a été livrée répond habituellement aux normes de sécurité. Conservez-les. La mauvaise qualité des freins, des pneus lisses, des phares aveuglants sont responsables de nombreux accidents qui ne froissent pas seulement la tôle. Les véhicules à pneus lisses arrêtés par la police devraient être immédiatement stoppés et remorqués à leur garage d'origine. Vous vous indignez avec raison contre la violence ambiante et la folie meurtrière de certains. Si votre imprudence vous rend responsable d'une mort, quelle différence existe-t-il réellement pour la veuve et l'orphelin entre votre acte et celui du truand minable ?

Le paramètre le plus important de l'équation « sécurité » sur la route ne peut être contrôlé. Il régit les modifications caractérielles du citoyen lors de son passage au volant. Arraché à la fatigue de la déambulation, à la presse des transports en commun, détaché comme par miracle de ses problèmes de travail et de famille, il entre brusquement dans une classe supérieure : celle du chevalier dominant la piétaille de son fier destrier. Du même coup, les éléments constitutifs de son comportement échappent au programme chromosomique et aux conditionnements pour ne dépendre que de la marque et de la puissance de sa voiture. Devenu membre à part entière d'un ordre guerrier, il doit défendre ses privilèges.

Certains échappent à ce destin par réelle impuissance mécanique ou par peur du risque de la conduite bravache. Ils transfèrent une agressivité inexprimable en discutables manifestations esthétiques. Leur haquenée est constellée de multiples autocollants vantant les mérites d'un particularisme provincial désuet et parfois armé, ceux de haltes sur les chemins du pèlerinage annuel ou les avantages supposés d'un lubréfiant aussi différent des autres que les lessives entre elles. Ils lavent, astiquent, peaufinent leur idole sur la voie publique au mépris des règlements, ils la garnissent de plus de phares que les voitures de pompiers américains. Ceux-là conduisent avec amour leur bien-aimée mais n'ont parfois ni les moyens ni l'envie de lui conserver toutes les normes de sécurité.

A l'autre bout de la hiérarchie, on trouve les détenteurs de bolides, immédiatement identifiés lorsque leur silhouette apparaît dans le rétroviseur. Il existe parmi eux des irresponsables à conduite suicidaire du fait d'une immaturité provisoire ou définitive. Mais la plupart d'entre eux vous dépassent sans un regard, l'œil fixé sur la ligne bleue des horizons véloces. Vous risquez tout au plus un impérieux appel de phares ou plus rarement le son bitonal d'un avertisseur coûteux. Nul n'est censé ignorer les insignes de leur royauté.

Entre ces extrêmes, en général inoffensifs, le grand fond commun des conducteurs donne naissance à des maladroits, à des fous, à des excités et à des furieux, dépourvus parfois des titres mécaniques nécessaires pour affirmer leur rang. Les uns vous suivent de près et multiplient les signes avant-coureurs d'un assaut meurtrier. Ils sont encouragés par leur compagne, assise à la place du mort, qui défend l'honneur menacé du ménage en sémaphorisant une colère vengeresse mais aussi par les enfants et le chien. Si un ralentissement brutal se produit, le drame survient. L'accordéonisation subite de tous ces chevaux-vapeur reproduit le massacre joyeux de la chevalerie française à Azincourt. Lorsque les morts et les blessés ont été répartis au petit bonheur de la concurrence que se font parfois pompiers, police, ambulances, Croix-Rouge, S.A.M.U. et S.M.U.R., reste à faire le bilan de ce ferraillage. Il y a les traîne-savates, déserteurs potentiels de cette grande armée, qui rongent lentement le ruban routier d'une voie à grande vitesse (d'ailleurs limitée...?) Les slalomeurs recherchent en permanence les clés du tracé qui les conduit de leur domicile à un hôpital de rase campagne.

Le grand drame de la doctrine socialiste, parfaitement respectable par ailleurs, est de vouloir gouverner les hommes tels qu'ils devraient être. Sur la route, cette idéologie est suicidaire. Diagnostiquer rapidement les caractériels du volant, les ânes du Buridan plongés dans la perplexité par un panneau indicateur, les matamores de l'accélérateur et les Don Quichotte face à leurs moulins est une des conditions primordiales de la survie. Les cicatrices du visage sont améliorables mais indélébiles. Les fractures ouvertes, fermées ou entrouvertes au gravier des chemins, sont toujours douloureuses; brûler comme un hérétique, prisonnier de la ceinture de sécurité, est un sort paradoxal mais peu enviable.

Il est aussi dangereux qu'inexact de rejeter toutes les fautes sur autrui. Nos comportements irresponsables induisent parfois des accidents dramatiques. Conduire avec votre chien sur les genoux ou la tête dépassant de votre portière peut vous faire passer en quelques secondes de vie à trépas. Tenir votre bras gauche à l'extérieur de la voiture fait preuve d'un état de relaxation mais ce même bras peut cependant vous quitter sans préavis et rester bêtement accroché à un arbre ou à une autre carrosserie. Mes équipes chirurgicales replantent mais rien ne vaut le bras d'origine. Circuler la fenêtre ouverte à grande vitesse est le seul moyen lors de la canicule d'avoir un peu de fraîcheur dans nos voitures européennes si mal climatisées. Mais si une guêpe entre, ce n'est pas sa piqûre qui fera le plus de dégâts.

Je ne conduis pas très bien et suis conforté dans cette idée par des commentaires familiaux dépourvus d'indulgence. Ma survie momentanée me semble en partie due à une conduite qui tient compte de l'hypothèse la plus pessimiste. Malgré la présence des panneaux « stop » m'assurant d'une prise en charge complète en cas de choc latéral, malgré celle, moins rassurante, des triangles qui annoncent clairement ma priorité, je n'aborde les croisements qu'avec la certitude de voir les conducteurs ignorer superbement les recommandations du code de la route. Je suis conforté dans cette crainte quand je vois ceux qui arrivent aux croisements à toute allure pour ne stopper brutalement que sur l'impérative ligne blanche.

Nous ne pouvons pas vivre dans une angoisse permanente. Si notre mémoire avait les mêmes caractéristiques que l'ordinateur, nous vivrions dès notre réveil dans la musique funèbre des disquettes programmées en permanence par la lecture des journaux, l'écoute des radios et l'immersion hypnotique de la télévision. Les gens heureux en France ont désormais une chemise et ils n'ont pas d'histoire. Nous sommes informés, gavés par les malheurs du genre humain. Toutes ces informations nous sont délivrées par des voix géostationnaires et nous sommes étonnés, après les informations, d'être encore en vie. Mais notre mémoire a heureusement la possibilité de trier, d'oublier, d'atténuer. Nous écoutons la litanie du relevé des accidents de la route et les oublions un instant après. Nous souhaiterions que les journalistes changent leur technique d'information. Nous avons l'impression que seuls les chiffres les intéressent. Lorsque le nombre des morts n'est pas connu avec précision, ils se rabattent avec regret sur celui des blessés graves. Pour passer au journal la barre est haute : toute une famille, mieux un autocar d'enfants, à moins qu'il ne s'agisse d'un important personnage appartenant à la chaîne regardée, au monde du spectacle ou de la politique. A ces étalages chiffrés nous préférerions une explication des causes. Un bref relevé hebdomadaire ou mensuel serait plus intéressant et plus dissuasif que l'énoncé de faire-part collectifs, parfois la liste des morts du week-end mais donne le sentiment, agréable en somme d'être rescapé. Expliquer et faire ressortir les

166

causes plus fréquentes d'accidents finiraient peut-être par nous mobiliser. Il y a cependant des éléments constants contrôlables par notre action et celle des pouvoirs publics.

L'alcool n'est pas le plus aisé à éliminer. Nous avons vu les raisons qui pérennisent l'ivrognerie. L'abus d'alcool au volant est désormais facile à vérifier mais l'indulgence qui accompagne l'ivresse momentanée ou chronique est un frein redoutable à son contrôle. Une grande colère monte en France contre les loubards, les petits délinquants, les truands et les terroristes. L'ombre sinistre du lynchage pointe à l'horizon des communautés exaspérées. L'alcoolique échappe à cette colère tant il fait partie du paysage familier. Nous souhaitons de toutes nos forces que l'application des lois désormais suffisantes soit faite avec toute la rigueur nécessaire et l'égalité devant la loi inscrite dans la Constitution.

Il faut désormais rester sobre lors d'un cocktail ou d'un dîner arrosé. La vie d'innocents ne peut pas dépendre de la résistance individuelle de dîneurs congestifs. Être ivre, ou presque, est une explication mais non une excuse. Conduire en état d'ivresse pharmacologique (c'est-à-dire au-dessus du taux d'alcool permis par litre de sang) est un délit qui doit être puni même s'il n'y a pas eu d'accident.

Lié par l'absolu secret professionnel, le médecin se trouve parfois dans des situations pénibles. Je me souviendrai longtemps de ce consultant venu demander des conseils à propos d'une entorse bénigne du pouce. Toute décision thérapeutique en traumatologie de la main doit tenir compte du métier. Mon homme était chauffeur routier et ivrogne. A neuf heures du matin, son haleine empestait le bar mal lavé. Il était cramoisi, trémulent quoique calme. A la pensée de voir le destin de trente-cinq tonnes et de quelques citoyens dépendre de trois grammes d'alcool par litre de sang, je me suis senti une âme de justicier. Je ne pouvais ni téléphoner à son employeur ni avertir la police routière. Je me suis

167

résigné à une explication musclée, malheureusement sans efficacité. Que faire d'autre ?

Une mauvaise vue n'est certainement pas un élément de sécurité. On voit mal nos gendarmes faire déchiffrer le long des routes les tableaux abscons qui servent à mesurer nos facultés visuelles. Là encore il serait intéressant de connaître le pourcentage exact d'accidents graves dû à la mise en circulation des taupes à quatre roues. Certains voient mal la nuit. Qui les arrête ? Une campagne particulièrement stupide a eu lieu à propos de l'usage des codes en ville à la tombée du jour et pendant la nuit ; beaucoup ont mis en cause cette réglementation et ont prédit un accroissement important des accidents. Certains ophtalmologistes l'ont dénoncé car elle provoquerait une agression dangereuse sur nos pauvres rétines. Devant cette levée de bouclier, la réglementation a été abolie. Moralité : beaucoup, spontanément, roulent en code en ville la nuit car ils veulent absolument être vus et voir le mieux possible. Un détail pour ceux qui comme moi portent des verres de correction Varilux : il existe latéralement une petite distorsion qui peut être responsable d'une légère sous-estimation de l'empâtement de votre voiture lors des parcages difficiles. Les piétons ne risquent rien mais faire disparaître les rayures sur votre carrosserie coûte cher.

Si les assurances des conducteurs de la première année sont plus onéreuses, c'est qu'il faut du temps et de la tôle froissée (dans l'hypothèse la plus optimiste) pour acquérir la maturité nécessaire au bonus. Comme toutes les mesures collectives, cette punition est injuste parfois sur le plan individuel mais nécessaire sur celui de la statistique. A quel âge est-on trop vieux pour conduire ? Nous sommes longtemps trop jeunes pour les responsabilités et devenons très vite trop vieux pour pouvoir les exercer.

Sont mis dictatorialement en préretraite des sexagénaires en pleine forme physique, au mieux de leur activité intellectuelle et détenteurs irremplaçables pour l'entreprise de l'expérience. A quel âge faut-il mettre en pré-mort les automobilistes ? Il y a des vieux restés bien jeunes pour fixer une limite. Peut-être une affectueuse mais ferme pression des familles est-elle capable de mettre en cale sèche les ancêtres présomptueux. Conseillons aux tantes à héritage de ne pas céder à la pression de leurs neveux lorsqu'ils leur conseillent d'échanger quelque antiquité non côtée contre une voiture qui décoiffe.

Plus que l'âge, la fatigue est dangereuse. Revenant d'un remplacement de chirurgie en pleine nuit, je me suis réveillé au pied d'un panneau indicateur très solide mais non entamé par ma quatre chevaux. J'avais eu de la chance. Il faudrait aussi éviter le verglas, assassin sournois prêt à vous inviter pour une première valse, la boue déversée sur les routes au moment du ramassage des betteraves. Évitons les tracteurs et les machines agricoles si mal éclairés auxquels une réglementation draconienne devraient imposer autant de phares clignotants qu'aux voitures de service des autoroutes. La nécessaire et coûteuse résorption des excédents laitiers et l'impôt sécheresse devraient rendre les agriculteurs sensibles à la sécurité de leurs sponsors.

Les chauffeurs routiers sont dans l'ensemble sympas. Je bénéficie souvent d'un signe électrique m'indiquant si la voie est libre ou non pour mon dépassement. Ils doivent être protégés contre les horaires déments et les tentations financières du rendement. Ils ont droit à notre indulgence car ils sont en permanence confrontés aux caricatures de conducteurs que nous avons décrites. Seules quelques questions restent pour moi en suspens. Est-il nécessaire d'organiser sur les autoroutes ces courses de char ou, tels Ben Hur et ses rivaux, ces monstres entament une course de vitesse ? Les chiffres marqués à l'arrière des véhicules indiquent-ils une vitesse limite ou, comme l'évidence semble le montrer, une vitesse plancher qu'il est absolument nécessaire de dépasser largement ?

R. V.

CHAPITRE 17

LES ACCIDENTS DE TRAVAIL

L'homme chassé du paradis originel dut gagner sa baguette quotidienne à la sueur de son front mais aussi au risque d'un peu de sang versé et parfois même au péril de sa vie. Il est important de distinguer le travail que l'on aime et celui qui est une obligation afin de comprendre certains troubles du comportement sans oublier quelques arrêts de travail pour le moins paradoxaux.

Les employeurs et les patrons ne sauraient être tenus pour responsables des accidents qui surviennent lors des trajets entre le domicile et le lieu de travail. En revanche, tous les autres accidents de travail sont considérés, du moins avant enquête, comme éventuellement imputables à une organisation défectueuse. Si beaucoup d'accidents sont causés par le caractère aléatoire des mouvements et des déplacements (chutes, glissades...), d'autres sont dus au contact homme-machine. Certes les troubles organiques dus à l'alcoolisme chronique sont à l'évidence potentiellement responsable de maladresse, d'imprudence, et d'erreurs d'évaluation. Heureusement pour nous, nous ne disposons pas d'une statistique dénonçant les ravages de l'alcool dans le monde ouvrier car sa publication aurait déchaîné les syndicats et embarrassé le patronat. Il y a bien quelques mutilés du travail parmi les alcooliques authentiques mais ils sont relativement peu nombreux. Dans certaines grandes usines, les gardiens savent reconnaître les membres du personnel titubants ou nuageux qu'ils font passer directement à l'infirmerie. Ainsi la faute devient maladie.

Une insuffisance de formation et d'expérience est responsable d'un petit nombre d'accidents. C'est ainsi que, à l'époque des grandes migrations de main-d'œuvre étrangère, nous avons souffert d'amputer la main de très jeunes Africains passés directement de la cueillette des noix de coco à la manipulation des rouleaux chauffants d'un pressing. L'accident frappe le jeune apprenti happé par l'outil auquel il vient d'être présenté mais aussi le fraiseur chevronné, l'artisan motivé, le vérificateur scrupuleux... Parmi les facteurs qui jouent certainement un rôle dans les accidents de travail il faut citer : la chute de l'attention en cas de cadence infernale, la baisse de la vigilance quand les gestes deviennent semi-automatiques ou lors de la rupture du cycle provoqué par l'appel d'un copain ou par un bruit brutal, la somnolence...

Comment agir ? L'accident de travail est une éventualité inéluctable, mais une politique à court terme et une prospective à long terme devraient en diminuer le nombre. Il faut tenir compte des capacités de l'homme telles quelles sont, des machines – heureusement perfectibles –, et améliorer leurs rapports. Il ne saurait être question de remplacer l'optimisme naturel du cerveau humain par l'angoisse, demi-sœur de la panique et mère de la maladresse. Celui qui travaille doit être renseigné sur les dangers potentiels des outils et des machines qu'il emploie. Prenons un exemple très précis : les pistolets à injection très répandus dans l'industrie. Chaque utilisateur doit savoir que l'introduction accidentelle de liquide sous pression dans la main ou la pulpe du doigt est accident très grave. Le produit injecté – qu'il soit ou non destructeur pour les tissus vivants – est répandu par la pression à une grande distance du point d'impact. Effectuée impérativement dans les heures qui suivent, une intervention chirurgicale peut sauver de l'amputation le doigt ou la main. Cette intervention réclame un chirurgien de la main très compétent. Dans la réalité, les choses se passent différemment. L'accident n'est suivi que d'une simple rougeur traitée aux antibiotiques par le généraliste. Or, dès le lendemain de l'accident les jeux sont faits. Les publications médicales récentes ont informé les médecins qui ne verront peut-être qu'une fois dans leur exercice un tel accident ce qu'il convient de faire mais l'information à l'ouvrier usager des pistolets à injection n'a jamais, à ma connaissance, été faite. Ce qui explique que l'usage du cran de sécurité et des gants de protection soit si peu fréquent. Toutes informations devraient être faites avec précision même lorsque le langage de l'ouvrier et celui du médecin n'est pas exactement le même. Un jour peut-être, un ouvrier averti en vaudra deux en matière de protection. Certains médecins du travail demandent parfois à S.O.S. Mains des photographies de mains coupées ou écrasées pour illustrer des expositions destinées à améliorer la sécurité. Nous donnons rarement suite à leur demande car nous ne croyons pas à la valeur dissuasive d'une telle iconographie. Dans la grande majorité des cas, les responsables de la sécurité des usines et chantiers de quelque importance font bien leur travail; il n'en est pas de même dans les petits ateliers.

Les médecins du travail ont eu des débuts difficiles. Un peu méprisés par leurs confrères, soupçonnés d'obédience et même de connivence capitalistes par les ouvriers, bousculés par leurs patrons-employeurs dès qu'ils osaient émettre une opinion divergente de la leur, ils sont devenus membre d'une spécialité qui n'a pas encore été jusqu'au bout de ses possibilités.

Puisque l'attention de l'homme est imparfaite c'est vers le perfectionnement des outils et des machines qu'il faut se tourner. Il est très largement préférable d'intégrer la sécurité au moment de la conception de la machine. Le plus souvent, quand un mécanisme

172

salvateur est ajouté à une machine, il est ressenti par l'utilisateur comme une gêne (ce qui est d'ailleurs souvent le cas). De là à le débrancher, l'enlever ou le coincer il n'y a qu'un pas vite franchi. En revanche, lorsque la sécurité a été conçue en même temps que la machine, nul n'en imaginerait un usage différent. La seule victime potentielle est – c'est trop souvent le cas à notre gré – le vérificateur qui débranche le mécanisme de sécurité pour examiner la partie active de la machine.

Il existe, il est vrai, des machines sans sécurité possible. A S.O.S. Main, notre fournisseur le plus performant est la toupie des menuisiers. Je la regarde toujours tourner avec une fascination morbide et des frémissements dans les doigts. Il s'agit d'un axe coupant, tournant à pleine vitesse au-dessus d'un plateau de métal luisant, dans une atmosphère de sciure pulvérulente. Le jeu consiste à présenter à ce mini-moloch une planche qu'il coupe, découpe et chantourne dans l'instant. Ce miracle renouvelé est également dû aux deux mains expertes de l'artisan. En amont, une main pousse et dirige tandis qu'en aval l'autre retient. Cette gestuelle cybernétique peut être interrompue tragiquement à tout moment : en amont par un dérapage, en aval par le choc d'un nœud. Adieu bouts de doigt. La toupie vous les mange aussi bien que la tondeuse à gazon. La scie circulaire et la tronçonneuse font elles aussi de jolis massacres et pas seulement au cinéma. Leur banalisation étend leurs ravages à l'établi familial et à la haie mitoyenne. Deux seuls moyens pour rendre inoffensives ces lames affamées : la suppression de toute intervention humaine ou la transformation de la machine dangereuse. Cette dernière solution a été la bonne dans l'évolution de la scie mécanique en chirurgie osseuse.

Les os ont toujours offert aux chirurgiens une résistance certaine sur les champs de bataille de la Grande Armée. Larrey contournait la difficulté en désarticulant grognards et maréchaux. Ma génération a été l'une des dernières à apprendre comment, avec élégance sans forcer et muni du couteau adéquat, faire tomber en quelques minutes un avant-bras, un pied ou une jambe. Il fallait opérer si possible plus vite que la douleur et avant la gangrène. L'amputation est une opération beaucoup plus longue : il faut scier à la main le fémur ou l'humérus au milieu d'un bruit insoutenable pour le bûcheronné. Dès que les moteurs électriques furent suffisamment miniaturisés, fiables, réglables et stérilisables, les fabricants mirent des scies circulaires à la disposition des chirurgiens. Mon premier contact avec cette nouveauté fut pour moi révélateur des problèmes de sécurité dans leur ensemble. Ce matin-là, le chef de service devait prélever sur le tibia d'un patient une longue languette d'os. Utilisée ensuite comme greffe, elle raffermirait une colonne vertébrale vermoulue par la tuberculose. Masqué, ganté, botté, je jouais le rôle délicat du figurant inintelligent : je devais maintenir le pied pendant l'intervention sur la jambe de l'opéré. Au début tout se passa comme dans les livres illustrés d'orthopédie. La peau fut ouverte et l'os exposé. L'ambiance changea brusquement lorsque le patron prit en main la scie circulaire. Lorsque l'assistant comprit que la panseuse allait mettre le courant, il se pencha vers moi et me dit : « Dégage », ce que je fis. Bien m'en a pris d'obéir car en quelques secondes le paysage avait changé. Dès la mise en marche de la scie circulaire, le patron avait été irrésistiblement entraîné vers le pied. Dans sa course folle la scie avait happé et emporté les champs opératoires avec la même furie que le brave taureau les banderilles. J'avais toujours deux mains. J'appris beaucoup plus tard que, dans le cas contraire, je n'aurais eu droit à aucune prise en charge et à aucune indemnité. En fait, la greffe fut prise très habilement aux ciseaux à froid et au marteau. Depuis ce temps-là, les fabricants ont mis au point de merveilleuses petites scies vibrantes qui découpent, coupent et surcoupent uniquement l'os et qui débraient dès

174

qu'elles sont confrontées aux parties molles. Je souhaite aux gens du bois les mêmes progrès techniques que chez nous.

Il est possible d'améliorer le rapport homme-machine et de diminuer le nombre des confrontations sanglantes. L'interdiction de certains accessoires n'est pas dépourvue d'efficacité. Il faut éviter le port des manches trop larges et trop longues lorsqu'on est confronté à des rouleaux, chauffants ou non. Des cheveux longs qui pendent peuvent servir de cible à un axe tournant à grande vitesse. La réimplantation du cuir chevelu est possible mais délicate! L'usage d'un masque protecteur est obligatoire pour souder à l'arc. Le port du casque diminue le nombre et la gravité des fractures du crâne.

Du lieu thérapeutique où nous nous trouvons, nous voyons les accidents sans en connaître le fréquence réelle et ne pouvons en conséquence tirer des conclusions significatives. Hâtives et erronées, elles ne feraient qu'ajouter des interdits à une réglementation déjà très astreignante. Le port de l'alliance en est un bon exemple. Ce symbole de l'union pour le meilleur et pour le pire est accroché parfois par un morceau de métal faisant office d'hameçon. Un mouvement brutal déshabille le doigt partiellement ou complètement. Des annulaires arrive aux Urgences simplement étranglés à leur base ou gisants déjà dans un sac de plastique posé sur des glaçons. Ceux-là sont bien difficiles à réimplanter. La traction a arraché les vaisseaux sur son parcours et rendu bien souvent inutilisables ceux qui restent en place. Leur paroi interne comporte des irrégularités qui favorisent la coagulation du sang en train de circuler. Au-delà du caillot, c'est la mort tissulaire s'il s'agit d'une artère, l'engorgement circulatoire s'il bouche le retour veineux. Le microchirurgien doit réaliser de longues greffes et vérifier avec soin qu'elles réunissent des vaisseaux fiables. Même quand la revitalisation des vaisseaux par anastomose et la resensibilisation par suture des nerfs sont correctes, l'articulation digitale que l'alliance a franchie en force reste enraidie. Cette séquelle est acceptable pour la petite fille blessée par la bague de fer achetée dans la sciure des marchés, la femme soucieuse de son esthétique ou le bureaucrate infatigable déplieur de trombones. En revanche, elle est un handicap définitif pour le travailleur manuel, dont nous sommes. Le « réimplanté » est souvent condamné au rôle de magasinier potiche mais l'amputé peut parfois reprendre, et rapidement le même emploi en bénéficiant de surcroît d'une « modeste » pension. L'équipe chirurgicale prend le temps d'expliquer au blessé les avantages et les inconvénients des deux options thérapeutiques. Les patients acceptent d'autant mieux les amputations – souvent nécessaires ou du moins raisonnables – qu'ils connaissent les possibilités chirurgicales des équipes. Avant l'intervention, ils se sont souvent trouvés à côté d'un blessé qui a subi une réimplantation. Le sacrifice de leur doigt ne leur apparaît donc pas comme une obligation mais comme un libre choix.

Comment diminuer la fréquence des accidents liés au port de l'alliance sur les lieux de travail? Un moyen radical consisterait à en supprimer le port. Les bijoutiers, craignant de voir s'effriter le marché, protesteraient; les femmes légitimes n'aimeraient guère voir leur mari retirer le symbole de leur statut. J'ai failli perdre l'annulaire à la suite de l'engagement de mon alliance dans un crochet de fenêtre. Désireux de ne pas imposer à mes assistants la redoutable épreuve d'opérer le patron, j'ai obtenu que mon bijoutier coupe mon alliance et en amincisse le métal. Ainsi, l'alliance partira sans emporter mon doigt. Tout fier de mon innovation, j'ai essayé de convaincre quelques bijoutiers, assez célèbres, de l'adopter. Marier la sécurité et la mode, pourquoi pas? Leur refus a été catégorique : qui achèterait une alliance brisée comme symbole d'union? Des concubins en mal d'originalité? Un inventeur est venu récemment me trouver avec un modèle qui résolvait le problème. Son modèle d'alliance est fermé par l'engagement d'une branche – pleine –

dans l'autre – creuse. Un cliquet de sécurité empêche l'alliance de quitter le doigt à l'improviste mais un effort l'ouvre. Ce système est adaptable à toutes les bagues. Toutes les conditions semblaient réunies pour que l'arrachement du doigt par l'alliance rejoigne en quelques années dans l'histoire médicale la fracture du poignet par retour de manivelle et l'hydarthrose des femmes de chambre. Or, il n'en est rien car il aurait fallu pour ce faire trouver un fabricant capable de fournir ce type d'alliance à un prix compétitif. Cela nous rappelle que sans l'industrie américaine, la pénicilline de Sir Fleming serait restée une curiosité de laboratoire. Nous continuerons donc à soigner cette complication dramatique du mariage.

La sécurité est un état transitoire qui exige des soins sans cesse renouvelés. Dans les usines, les ateliers et les chantiers, il faut confier à un responsable le rôle permanent de veiller au grain. Peut-on obliger à afficher le nombre des accidents de travail ? Peut-on faire donner des primes ou un bonus aux entreprises qui assurent une bonne sécurité ? Je ne saurais répondre. Ce qui est sûr, c'est qu'il faut intégrer les problèmes de sécurité dans tous les projets ; et ce qui est non moins sûr c'est que je suis en train en militant dans ce sens-là, de scier la branche sur laquelle je suis assis.

R. V.

CHAPITRE 18

LES ACCIDENTS DOMESTIQUES

La moitié des accidents traités par les services de traumatologie publics et privés ont pour cadre la maison. Une maison est une véritable usine... sans les mêmes règles de sécurité. On y emploie des couteaux, des ciseaux, de multiples robots, presque toutes les énergies disponibles (gaz, électricité, chaleur) les produits inflammables, toxiques et caustiques. On ne s'étonne pas que la maison ait été désignée dans le passé par le terme « foyer ». Plus encore qu'à l'usine, nous sommes dans nos maisons cernés par le verre, responsable à lui seul de la moitié des blessures. Mais surtout, nous sommes démobilisés devant le danger car la maison est l'aire de repos, le territoire privilégié des enfants qui contestent en permanence d'incertaines consignes de sécurité quand ils ne sont pas laissés seuls sans le conditionnement nécessaire.

Imaginons un archéologue du quatrième millénaire qui ne disposerait pour décrire la vie quotidienne d'aujourd'hui que de deux éléments : les ruines d'un appartement et les cahiers des services d'urgence des hôpitaux. Ce distingué savant aurait l'impression que la vie des habitants étaient un drame permanent. Il découvrirait nos femmes et nos enfants mutilés par les couteaux, découpés par les éclats de verre, brûlés par des liquides bouillants embrasés par les flammes. Les squelettes rouillés de nos gazinières lui révéleraient la présence d'un gaz inflammable dont il ne verrait pas le tuyau d'alimentation. Les nombreux flacons colorés posés au ras du sol resteraient une énigme jusqu'à ce qu'il déchiffre les étiquettes qui lui révéleraient la présence d'un bar diabolique et singulièrement attractif pour la quadripédique marmaille.

Les allumettes permettent de réaliser de merveilleux feux d'artifice. Dans la cuisine tout est inflammable et l'absence d'un adulte permet à l'enfant d'aller jusqu'au bout de la fête. Certes les autres pièces de la maison peuvent sembler un peu moins dangereuses si ce n'est le risque d'implosion du poste de télévision. Il n'en demeure pas moins qu'un simple coup de coude dans les baies vitrées suffit à occuper une équipe chirurgicale : sutures de nerfs, d'artères et de tendons. La fée électricité sous la forme de prise de courant mal protégée attire les ciseaux pour une exploration risquée. Les prolongateurs à prise mâle mis dans la bouche brûlent les lèvres humides. Le bricolage nécessaire à l'installation rapide d'une chaîne haute fidélité ou d'une guirlande d'arbre de Noël permet d'établir le circuit qui électrocutera rapidement l'imprudent. Dans la chambre à coucher, la paix semble moins troublée. Certes, le nourrisson peut sauter de son berceau sans le matelas élastique si utile à nos perchistes. Le nourrisson peut aussi tomber sur un tuyau de chauffage central et carboniser ses méninges; il peut dévisser l'interrupteur ovoïde de la lampe de chevet et réussir à se brûler quatre doigts à la fois. La salle de bains multiplie les dangers d'électrocution du fait de sa vocation aquatique et offre la tentation de l'armoire aux médicaments qui sont souvent généreusement éparpillés partout et qui pour l'enfant ressemblent à des bonbons de couleurs.

Les fenêtres et les terrasses ont été créées pour les fils d'Icare. Les ascenseurs descendent silencieusement, écrasent la tête de l'imprudent qui regarde la cage d'escalier, rabotent tout segment de membre appuyé contre la paroi mobile. Pour finir n'oublions pas au chapitre des accidents possibles les adolescents fabricants de fusées dont l'explosion mutile et aveugle, les détendeurs d'armes non déchargées qui les nettoyent au milieu d'un cercle d'amis, ceux qui lavent leur linge sale en famille à coups de haches, de couteaux, de hachoirs ou de revolvers et ceux qui abandonnent les règles du savoir-vivre pour celles du savoir faire mourir les vieillards isolés, les familles détentrices de quelque bien ou n'importe qui si c'est la pleine lune. *Home sweet home!*

Depuis vingt ans, on a tenté de diminuer les accidents domestiques : de nombreuses émissions de radio et télévision, maints articles de quotidiens et de magazines, des livres enfin ont été consacrés à ce problème. Récemment à la télévision on montre un appartement tel que les enfants le découvrent et à leur échelle. On y voyait très bien l'insurmontable attraction qu'exerce la queue des poêles et des casseroles pour qui ne peut savoir que leur contenu est bouillant. Or, il nous semble possible d'agir efficacement. Il faut d'abord exiger que la sécurité soit intégrée à tous les appareils. Les installations électriques récentes répondent mieux aux normes de sécurité, les prises de courant sont protégées et les mises à la terre sont en principe efficaces. Il faut bannir de la chambre des enfants en bas âge tout prolongateur fragile, tout interrupteur facilement démontable. En principe, tous les robots coupeurs et broyeurs ne fonctionnent que lorsqu'ils sont hermétiquement clos. Quant aux ascenseurs, les cages d'escalier sont aujourd'hui closes. Placer dans l'ascenseur une note en interdisant l'accès aux enfants est une provocation et l'oubli que beaucoup d'adultes se comportent comme eux. Seul le type d'ascenseur de l'Hôpital américain de Neuilly offre une sécurité presque absolue grâce à la pose d'une cellule photoélectrique. Dans les autres types d'ascenseurs, une main ou un pied peuvent être coincés dans la porte au moment du démarrage. Le Français répugne à la protection des enfants et au confort des handicapés.

180

J'habite à Saint-Cloud dans un grand ensemble mobilier en forme de fer à cheval et qui entoure un parc fait d'une magnifique pelouse plantée d'arbres superbes. Cet immeuble n'était pas fait pour encourager les familles nombreuses. La pelouse est isolée des locataires par une grille ornée de pics vulnérables. Le fils de Romy Schneider s'est empalé sur une barrière de ce type. Qu'une méfiance possible d'une troupe d'enfants ait présidé à l'organisation de cette zone interdite est difficilement croyable car, pour récupérer un ballon égaré, un enfant est obligé de franchir à ses risques et périls cette herse meurtrière. De tel fait dépasse l'entendement d'un citoyen normal; effectivement, un camarade de mon fils s'est blessé la cuisse dans ces conditions. Nous avons signalé en bonne et due forme cet accident et n'avons pu obtenir aucune modification de la grille. Le fonctionnaire responsable dort du sommeil du juste. Soyez certain que si un nouvel accident se produit, je serai à la barre du témoin à charge. De qui se moque-t-on? Combien d'escaliers sont-ils réellement dépourvus du danger d'une glissade? Les journaux sont remplis des malheurs des alpinistes mais qui parle des fractures du col du fémur provoquées par de simples escaliers?

Ce n'est pas par la modification des installations que la prévention des brûlures peut se faire mais par une information répétée aboutissant à un conditionnement. C'est l'aspersion par un liquide bouillant qui est la cause la plus fréquente de brûlures. Tout un chacun sait mettre une casserole sur le feu ou brancher une bouilloire. Le contact du liquide bouillant et de la peau peut survenir sur le lieu du chauffage, durant le transport ou au moment de l'utilisation. Sur une peau nue, le liquide qui coule ne provoque qu'une brûlure superficielle qui guérit, avec ou sans traitement, en vingt et un jours au plus et sans laisser de cicatrice définitive. C'est donc un incident spectaculaire, très douloureux mais sans séquelles. Or les enfants sont rarement nus ou recouverts d'un vêtement de protection spéciale lorsqu'ils rentrent dans la cuisine. Le liquide bouillant imbibe alors le tissu qui recouvre la peau. Le temps de contact avec le liquide bouillant étant prolongé, la brûlure est plus profonde et guérit en deux ou trois mois, sans greffe, mais laisse une cicatrice souvent abominable : rouge, épaisse, rétractile, prurigineuse.

Imagine-t-on le chagrin d'une mère qui voit sa fille défigurée à la suite d'une malencontreuse chute de thé brûlant ? Mesure-t-on le désarroi d'une adolescente marquée à vie ? Les brûlures par liquide bouillant tuent rarement, sauf circonstances particulières. Une octogénaire vivace mais fragile se voit servir par sa fille attentionnée son petit déjeuner au lit. La théière se renverse. Pendant quinze jours, cette petite brûlure est soignée localement sans grand problème mais suffit néanmoins à entraîner notre octagénaire dans une compensation qui entraînera sa mort en dépit de soins particulièrement compétents. Une jeune femme baigne ses deux enfants dans une large baignoire. Elle va répondre au téléphone, lorsqu'elle revient elle les trouve immergées dans une eau bouillante qui tue l'un et n'épargne qu'une partie du corps de l'autre.

Ayez donc des mélangeurs ! C'est pourtant simple à comprendre : l'eau chaude brûle. Nous avons voulu une campagne nationale une fois par an avec ce simple slogan *L'EAU CHAUDE BRULE.* Mais ce slogan ne passe pas car il ne s'attaque ni au gouvernement ni à l'opposition. Les allumettes sont plus rarement en cause dans les cas de brûlure que l'eau chaude. Nous ne croyons guère à l'efficacité de les mettre hors de portée des enfants. Il est préférable de leur apprendre à s'en servir. Une de mes collègues américaine, Ann Philips spécialiste de la prévention des brûlures, conseillait de mettre l'enfant nu dans une baignoire vide et de lui donner une pochette ne contenant que deux allumettes. Sans le moindre danger d'incendie, l'enfant récoltait ainsi une petite brûlure qui était pour lui une leçon radicale. A notre avis il est plus simple de montrer à l'enfant comment allumer et comment éteindre. Il apprend très rapidement à souffler assez vite et se lasse rapidement d'un jeu somme toute désagréable.

Les brûlures les plus graves sont dues au contact avec un corps très chaud ou avec des flammes. Pensons à écarter les poêles et tous les appareils de chauffage à paroi brûlante. Évitons l'usage de l'essence ou de tous autres détachants inflammables. Le teinturier coûte moins cher que l'incendie et les brûlures graves.

Que faut-il faire dans les premières minutes qui suivent les brûlures? Un geste simple suffit : placer la zone brûlée sous le robinet d'eau froide. Le premier et peut-être le seul bénéfice de ce geste est la suppression immédiate de la douleur; d'autant plus que, dans les brûlures bénignes, les terminaisons nerveuses de la peau ne sont pas atteintes et en profitent pour se faire remarquer. La sédation de la douleur dure autant que le contact avec l'eau froide et il n'y a aucun inconvénient à le prolonger. Une de nos infirmières, brûlée superficiellement au visage est arrivée à supprimer en grande partie la douleur des premiers jours en se pulvérisant en permanence avec de l'eau minérale sous pression. Certains prétendent que le froid est capable d'arrêter la propagation de la brûlure, mais dans tous les cas ce geste soulage et vous n'avez pas à craindre une erreur grave, un risque d'infection ou tout autre péché contre la médecine en l'utilisant.

Pour prévenir les autres accidents domestiques, il faut organiser une campagne de sécurité à la télévision. On pourrait montrer les dangers inhérents au rangement des toxiques, des caustiques et des médicaments, aux installations électriques défectueuses et anormales, aux cuisinières à gaz, mais encore à la détention d'armes, de poudre, d'explosifs (bombes de produits ménagers mal stockées). On pourrait créer un jeu qui consisterait à découvrir les erreurs dans l'installation dans la maison. Une radio pourrait, avec l'aide d'un produit de ménage intéressé à une bonne image de marque, organiser des visites de

sécurité des appartements avec possibilité pour les
auditeurs de participer téléphoniquement à l'émission. Enfin, on devrait joindre au livret de famille le
mode d'emploi du « foyer ». Les conseils, suffisamment simples pour être facilement compris, assez
peu nombreux pour pouvoir être retenus, seraient
dépourvus de dramatisation afin de ne pas décourager les parents.

R. V.

CHAPITRE 19

A L'INTERFACE DE LA MAISON
ET DE L'USINE

L'usine est dangereuse, même réduite à sa plus simple expression et peut s'introduire dans la maison. La vue d'une machine à découper les pâtes fraîches ou d'un hachoir à viande est un spectateur fascinant : ni laser au pouvoir infini, ni robot-parleur mais lames mobiles, vis sans fin, luisantes et palpables.

Nous ne comptons plus les mains d'enfants qui ont été transformées en hachis par ces instruments. Il arrive que le jeune artisan trop tôt promu ait de la chance. Un chef de clinique a hospitalisé une nuit un enfant de cinq ans et le hachoir responsable. La main droite et une partie de l'avant-bras disparaissaient dans la machine et en avaient heureusement bloqué le mécanisme. Le chef de l' « usine » qui groupe dans les hôpitaux de l'Assistance publique les ouvriers d'État fut mandé. C'était son jour de garde. Après un rapide coup d'œil, il se rendit compte que, pour séparer ces deux compagnons de jeu, le mieux était de scier le hachoir. L'enfant, d'un calme à culpabiliser les grandes personnes qui s'évanouissent à la vue d'une seringue, fut endormi. Le contre-maître se plia au rituel du lavage des mains et de la tenue. Pendant deux heures, à la lumière d'un scialytique indifférent, il scia lentement et patiemment le métal geôlier. La main et l'avant-bras apparurent presque intacts. Quelques points de suture, une pression adroite, sur l'extrémité du radius pour lui redonner une forme plus anatomique, et l'intervention proprement dite fut terminée. Le contremaître retourna à ses étaux, l'équipe à ses devoirs, l'enfant à ses charcutiers de parents. Seule la panseuse eut des difficultés à coter l'assistance technique du maître-ouvrier. La nomenclature des actes chirurgicaux de la Sécurité sociale n'a pas prévu ce cas.

Il y a mille et une manières de blesser et même de tuer ses enfants. Un bon moyen consiste à les laisser s'ébattre et jouer au milieu de la machinerie des ateliers artisanaux. La ferme est également un lieu privilégié de rencontre avec des machines redoutables : vis à grain, botteleuses, élévateurs, tracteurs, faucheuses-moissonneuses ou non, arrachent, transportent, assemblent, broient et découpent aussi bien les épis mûrs que le blé en herbe. J'ai toujours envie de m'arrêter sur la route pour obliger l'enfant grimpé sur un tracteur en marche à descendre sur le plancher. Ces machines hautes sur pattes sont aussi instables sur le terrain champêtre que les jeeps de l'armée dans les virages. Nous ne saurions trop nous méfier des haches, des serpes et serpettes. Il se trouve parfois un plus grand pour demander au plus petit de tenir le morceau de bois qu'il désire couper. Vous devinez la suite.

La médaille d'honneur, toutes catégories, revient à la tondeuse à gazon dont les vrombissements bruyants peuvent empoisonner les siestes les plus justifiées. Nous avons cru un moment que les accidentés du week-end étaient les victimes désemparées de l'achèvement inattendu du cycle d'un moteur supposé arrêté. En fait, ils ont presque toujours plongé la main dans la machine en marche. On pourrait y voir une ignorance des mystères de la mécanique. Les statistiques démentent ce fait. En une semaine, nous avons reçu dix blessés graves, dont neuf étaient ingénieurs. Les jours de pointe correspondent aux météorologies maussades. L'herbe mouillée bloque vite le mécanisme. Quoi de plus normal que d'y mettre la main. Le plus grave est la nature des lésions. Les doigts en poussoir sont décapités selon des tracés obliques qui épargnent un peu les petits mais ramènent les plus grands dans l'alignement. Les tissus se prêtent mal à notre chirurgie qui se veut réparatrice. La mobilité articulaire ne se relève jamais de ce coup de Jarnac. Avec un peu de chance vous pouvez sauver votre main mais perdre le gros orteil et un peu de ses voisins. Il suffit de porter une espadrille, de glisser dans l'herbe mouillée et d'engager votre pied à l'intérieur. L'entrée sur le marché des tondeuses plus performantes, tractées, donne des lésions plus graves tel le scalp de la main et de l'avant-bras, obligeant à une greffe de peau prélevée sur l'abdomen.

Nos collègues et nous avons beaucoup fait pour attirer l'attention des usagers sur les dangers du mauvais emploi de cet instrument si utile à qui veut avoir un gazon anglican. Une seule recommandation : ne pas mettre la main dans la machine. Utiliser un gros et long morceau de bois pour pousser, mais « pas les mains » comme criait Chéri Bibi. Ni les compagnons de presse ni les infos radios et télévisées n'ont réellement diminué le nombre des blessés. Le destin nous a même tiré la langue. Un samedi, nous avions retardé notre départ pour la campagne à la demande d'*Europe n° 1*. Cinq minutes du journal consacrées à des récits apocalyptiques sur ce sujet printanier devaient selon la rédaction sauver quelques doigts. A peine arrivé devant mon portail, fier de mes efforts apostoliques, j'entendis les hurlements slavisants de mon voisin, Russe blanc, courant la main ensanglantée, enveloppée dans une serviette de cuisine à dérisoires petits carreaux rouges et blancs, façon Vichy.

Barbecues et fondues peuvent être responsables d'holocaustes familiaux. Voici deux recettes : dans un premier temps vous disposez le charbon au fond du foyer. Vous avez au préalable refusé d'acheter les petites bûches permettant une mise à feu dépourvue de danger. Vous arrosez le tas de charbon avec de l'alcool à brûler. Puis vous allez servir à vos hôtes le pastis-saucisson de rigueur. Revenant près de ce qui devrait être un foyer ardent vous vous étonnez de ne pas voir jaillir les flammes nécessaires. Il se trouve toujours, à ce moment-là, un invité ou un membre de la famille pour se gausser de votre inaptitude. Il se prétend le maître du feu. Les enfants s'approchent pour voir le magicien à l'œuvre. Un grand jet d'alcool atteignant les charbons chauds déclenche une explosion. Nous avons soigné de nombreux enfants qui ont failli mourir des activités de ces « jean-foutre » et qui sont restés défigurés. Coûteuses merguez !

La seconde recette est un jeu d'intérieur réalisable à la table familiale quoique nous l'ayions vu à l'occasion d'un buffet dans un grand hôtel parisien. La fondue bourguignonne ou chinoise demande un feu central habituellement confié à une lampe à alcool stable. Pendant une trentaine de minutes, tout va bien. La viande frit. Le poisson court-bouillonne. Tous vous complimentent sur vos sauces. Las ! le feu s'éteint. La maîtresse de maison qui ne veut pas voir tomber la chaleur communicative des banquets se précipite et ramène l'indispensable alcool à brûler. Elle en remet. La fondue se termine dans un concert de gémissements à l'hôpital.

En mission sanitaire dans l'île de la Réunion, j'avais, avec la complicité de la télévision locale et celle des pompiers, expliqué comment ces accidents pouvaient se produire. Trois mois après, je reçois dans le service une grande brûlée venant justement de Saint-Denis de la Réunion. A peine m'eut-elle vu qu'elle me dit : « Je te reconnais z'oreille » (les métropolitains pour les gens des îles), j'ai fait exactement comme tu avais montré qu'il ne fallait pas faire, à la télévision. » Faites ce que vous voulez, dès que cela sent le gaz, quelqu'un craque une allumette.

R. V.

CINQUIÈME PARTIE

LE POUVOIR MÉDICAL CONTESTÉ

CHAPITRE 20

LES MÉDECINES PARALLÈLES

« Plus on ira, plus on reconnaîtra que les maladies peuvent naître, empirer et guérir par l'imagination. Beaucoup de systèmes médicaux sont efficaces par cela seul que tout le monde y croit », écrit Victor Hugo dans ses notes du 16 décembre 1847. Cette affirmation pourrait résumer ce chapitre.

Aujourd'hui encore, les rebouteux pullulent, et les charlatans escroquent, mais les illuminés sont parfois sincères. Certaines médecines parallèles méritent attention et sont même parfois pratiquées par les médecins. Certaines de ces thérapies sont médicamenteuses, d'autres pas.

Les rebouteux et les guérisseurs

Nul n'est plus régulièrement interrogé que l'orthopédiste sur la question des rebouteux car, dans l'imagination populaire, ce sont eux qui remettent en place les organes déplacés et qui traitent les entorses. Pour ces dernières, et s'ils se contentent de massages et de frictions, rien n'est grave. Mais l'affaire devient plus sérieuse si, du fait de leur intervention, une fracture n'est pas diagnostiquée. On ne compte plus les infirmités dues à une erreur de diagnostic chez les malades trop confiants...

L'action empirique, celle des guérisseurs, déborde souvent le cadre des traumatismes. J'ai participé à une émission radiophonique sur les marginaux de la médecine. J'étais confronté à deux guérisseurs campagnards. J'ai violemment agressé le premier qui guérissait les hémorragies à distance. Il suffisait de lui signaler un malade qui saignait à cinquante kilomètres pour qu'il ait le pouvoir d'arrêter l'écoulement de sang ou l'hémorragie interne. Je lui ai dit que je le considérais comme un individu dangereux. Pour le second, la réplique était difficile : il ne faisait rien par lui-même, il exécutait simplement ce que Dieu lui ordonnait... On conçoit dans ces conditions que la critique était difficile, car il serait présomptueux de s'opposer à Dieu! Un autre guérisseur opérait entre deux aimants. Le malade qui me décrit la séance conclut : « Comment voulez-vous que ça ne marche pas puisqu'il travaille non pas avec un aimant mais avec deux. » Ce guérisseur avait une grande vogue. Boulanger de son état, il voyait affluer vers lui par cars entiers les malades. Il était véritablement débordé. Un jour, il s'est aperçu que sa femme avait le même don que lui. Dès cet instant, à eux deux, ils purent faire face à la demande! On pourrait multiplier les récits de traitements burlesques.

L'action et le pouvoir des guérisseurs reposeraient sur un « don ». La croyance aux « dons » de certains sujets peut en effet générer des guérisseurs. Beaucoup de maladies n'ont pas de base organique réelle ou bien, sur une base organique peu importante, un développement psychologique qui peut devenir considérable et prédominant vient se greffer. Ce sont les malades psychosomatiques et c'est sur cette part psychologique dont nous savons bien en médecine l'importance que le guérisseur peut agir avec des résultats non négligeables. Une impression de foi, un pouvoir de persuasion, en un mot un charisme, se dégagent de certains êtres et agissent indiscutablement : « Il y a dans les maladies deux parts, l'une organique et l'autre psychique qui dépendent de

192

l'esprit », écrit Victor Hugo. Ces deux constituants de l'homme malade sont inégalement répartis selon les individus. Chez certains sujets et en dépit d'importantes lésions organiques, le psychisme reste presque intact et la résistance morale considérable. Chez d'autres, c'est l'inverse; une lésion organique discrète a un retentissement moral et psychologique hors de mesure. Dans un troisième groupe de patients, les atteintes des organes échappent à toutes les investigations et cependant l'état psychologique du patient est profondément atteint. Peut-être, dans ces cas que nous considérons comme une « dépression » et une pure lésion de l'esprit, découvrira-t-on un jour un déficit organique réel? Pour l'instant ces patients sont considérés comme des « psychopathes ».

La vogue des empiriques est grande dans toutes les classes de la société. Pour un peu, nous verrions renaître la sorcellerie du Moyen Age. Il n'y a pas de parade à cela, chacun est libre de son destin. Le Conseil de l'Ordre et le ministère de la Santé n'ont à intervenir que quand ces traitements sont reconnus nocifs.

Les charlatans et les malhonnêtes

Les thérapeutiques qu'ils proposent ne reposent sur aucune base scientifique sérieuse et n'ont pas l'ombre d'une justification. Elles sont assez souvent d'une nature invraisemblable et l'esprit de lucre n'y est pas étranger.

En tant que membre du Conseil de l'Ordre des médecins j'ai été témoin d'un exemple de charlatanisme fameux et qui fit à l'époque beaucoup de bruit, celui de Naessens. Ce personnage avait découvert le remède de la leucémie, cette affection que des centaines de laboratoires de haut niveau dans le monde cherchent à guérir. Il avait, disait-il, un microscope qui permettait de voir l'agent pathogène du cancer. Le Conseil de l'Ordre et le ministère de la Santé demandèrent au Professeur Denoix, éminent cancérologue, d'étudier le traitement. Naessens s'était établi chez les parents d'un enfant qu'il avait soi-disant sauvé (et qui est d'ailleurs mort peu après). Des gens venus du monde entier lui amenaient leur enfant leucémique pour le soumettre à ce traitement miracle qui consistait en ampoules de couleur bleue à absorber. On saisit par voie de justice chez un médecin parisien un lot d'ampoules Naessens dont l'analyse montra qu'il s'agissait de bleu de méthylène dilué dans de l'eau distillée. Cette histoire résume bien les dommages causés par de semblables duperies, dommages extrêmement graves dans le domaine matériel mais surtout par la cruelle déception causée aux parents angoissés à qui on avait donné de l'espoir.

« Les chirurgiens à mains nues » des Philippines ont sévi dans ces dernières années. Ces praticiens dont le diplôme était contestable opéraient à mains nues. Sans cicatrice, ils arrivaient à extraire des tumeurs malignes ou bénignes de l'abdomen ou d'ailleurs. *A priori*, l'histoire avait le caractère d'un énorme canular. Elle eut néanmoins un grand succès. Les malades affluaient par milliers de toutes les parties du monde. L'un d'eux me fit le récit de la manière dont se passaient les choses.

Le centre médical est au village de Bakua situé dans une vallée entourée de collines. La clinique est somptueuse et ultramoderne au milieu de jardins fleuris. Un immense hall vitré sert de salle d'attente. Il est bondé d'Américains, de Canadiens, d'Australiens arrivés par Boeing. On ne sait si le consultant est médecin. Il est habillé de blanc dans une tenue chirurgicale classique. Après un bref entretien, il confie le patient à une assistante. Celle-ci est vêtue d'une blouse à manches longues. Elle fait coucher le malade sur un lit. Une glace est placée de telle sorte que le malade peut se voir. Les doigts de l'opératrice courent sur la peau, elle montre une sorte de fragment de boudin, et proclame : « Je viens d'enlever votre excès de cholestérol »; le malade supposé fait observer que son cholestérol venait d'être dosé et

194

était strictement normal. Il n'y a bien entendu aucune cicatrice sur la peau. Au moment du paiement, le grand maître reparaît. La conversation se passe en anglais : « Donnez ce que vous voulez. » Le patient remet une somme en dollars qui lui paraît convenable. L'opérateur reprend la parole avec énergie « *one hundred more* », demande-t-il. Tel est le récit navrant de cette expérience vécue. Cette monumentale escroquerie se passe de commentaire.

Il est assez curieux de voir des gens qui, en France, font jouer leur Sécurité sociale pour la moindre bricole et se hérissent si un praticien pratique le dépassement d'honoraires auquel il a droit, mais qui dépensent une fortune pour aller aux Philippines se faire traiter par des charlatans. C'est vraiment aller au-delà des limites de la crédibilité et de la bêtise.

Les illusionnistes

A l'opposé des charlatans que nous venons d'évoquer, il y a les naïfs, souvent médecins. Leur bonne foi n'est pas douteuse non plus que leur désintéressement. Ils croient fortement à la vertu d'un traitement qu'ils ont mis au point.

J'ai personnellement connu des médecins de campagne parfaitement honnêtes qui croyaient avoir découvert l'un, le remède du cancer, l'autre, celui de la tuberculose. Le premier utilisait du sérum de chèvre et me décrivait la guérison qu'il obtenait dans les cancers. L'autre avait inventé un médicament à base de cachou... D'après lui, un grand nombre de maladies, en particulier la tuberculose, cédait à cette thérapeutique qu'il prescrivait *larga manu*. Dans les dernières années de sa vie, ses clients s'étaient évidemment éloignés de lui. Comme il en était fort affecté, sa femme lui donnait de cette désertion une explication très simple : « Il n'y a plus de malades dans le canton, ton médicament les a tous guéris. » Cette fiction touchante le consolait très bien de voir son cabinet déserté.

La médecine par les plantes

Cette médecine a toujours existé. C'est celle des anciennes civilisations. Il y a dans certaines plantes des principes actifs et l'exemple du quinquina employé par les Indiens contre les fièvres et qui contient la quinine est bien connu. La persentine vient de la pervenche. Le rôle de la digitaline extraite de la fleur de digitale n'est plus à démontrer... On pourrait multiplier les exemples. Mais, si l'on est atteint de diabète, je conseille plutôt l'insuline et, pour les infections, les antibiotiques sont préférables! Concluons que la médecine des plantes n'est généralement pas nocive, que son action thérapeutique est modeste et qu'elle n'a pas d'inconvénient si elle ne conduit pas le malade à rester à l'écart d'une médecine classique qui pourrait, elle, le guérir. Elle participe à l'engouement actuel pour les thérapeutiques non classiques. C'est la médecine des états pathologiques mineurs et des états d'âme. Elle est *a priori* sympathique et inoffensive.

L'homéopathie et l'acupuncture

L'homéopathie fondée par Haneman, il y a plus d'un siècle et demi, repose sur des principes complexes. Le principal est de traiter le mal par le mal. C'est un postulat : « Les médicaments guérissent les symptômes qu'ils provoquent à condition de les employer à doses suffisamment faibles. » L'homéopathie distingue dans la maladie deux étapes : les troubles sensoriels d'abord vagues indéterminés qu'il faut savoir rechercher; les troubles fonctionnels ensuite.

Dans la première étape, l'homéopathie traite de symptômes extrêmement discrets qui pour beaucoup sont plus des états d'âme que des manifestations pathologiques. Enfin, la substance thérapeutique est soumise à des dilutions successives et l'on peut se demander quelle peut être son action après la der-

196

nière dilution. Les quelques vérifications scientifiques qui ont été faites montrent que le rôle des médicaments homéopathiques ne dépasse pas celui des placebos. Aux homéopathes, reconnaissons trois qualités : ils ont mis en évidence le rôle du milieu et des prédispositions que les travaux modernes montrent des plus importants; les doses infinitésimales qu'ils emploient ne risquent pas de nuire; enfin les médecins homéopathes connaissent les limites de leur art et savent recourir quand il le faut à la médecine classique.

Parler à l'heure actuelle de l'homéopathie pour mettre en doute sa valeur thérapeutique est faire preuve d'une certaine audace. L'homéopathie est une religion. Varnier la résume ainsi : « La grandeur de notre doctrine est faite de l'immobilité de ses principes traditionnellement transmis depuis Hippocrate. La valeur de notre méthode thérapeutique définitivement fixée par Haneman repose sur son invariabilité qui nous assure une constance dans ses résultats. » On appréciera comme il convient cette attitude d'esprit figée et bien peu scientifique face à une science aussi évolutive que la médecine. Cela dit, constatons le succès croissant de l'homéopathie dans le public. L'augmentation constante du nombre de médecins homéopathes qui augmente de 22 % de 1981 à 1983, cependant que leurs honoraires ont progressé de 19,20 % en 1983. C'est un cas particulier que ce mouvement qui porte vers les médecines empiriques et traite la part psychologique des maladies. Mais on ne saurait tenir le succès d'une méthode pour une preuve de son efficacité.

L'acupuncture mérite d'être isolée dans ce bref catalogue. Le chirurgien n'est sensible qu'au fait et j'en connais personnellement deux qui sont incontestables. Un torticolis violent fixant le cou et la tête en position de rotation et inclinaison latérale a cédé en quelques moments totalement. D'autre part, il est incontestable également pour moi que les vives douleurs d'un zona ophtalmique ont disparu en une séance et de façon définitive, et que l'évolution a

197

stoppé. Ces deux observations personnelles sont à retenir. Nous n'acceptons pas la mythologie qui entoure l'acupuncture traditionnelle et qui joue certainement un rôle dans l'esprit du public. Par contre, les études se multiplient qui cherchent à expliquer son mode d'action. Sur le plan pratique, nous pouvons retenir que l'acupuncture est inoffensive et qu'elle a souvent une action intéressante contre la douleur.

Médecines parallèles et médecine officielle

Certaines médications proposées hors de la médecine officielle seraient, selon leurs auteurs, efficaces mais leur application et leur développement sont arrêtés par les tenants de la médecine classique. Il existerait tout un arsenal thérapeutique dont les malades ne pourraient pas bénéficier du fait du barrage que dresserait une médecine officielle intransigeante et bornée. Les médications préconisées s'adressent souvent aux cancers et aux maladies incurables. Une analyse des traitements marginaux du cancer a été faite par la Ligue suisse contre le cancer. L'analyse des différents procédés thérapeutiques nous emmenerait trop loin, contentons-nous d'énumérer leurs catégories :
– théorie anticancers sur un concept médical global (homotoxines, médecine chinoise...);
– modes et théorie alimentaires (diète sélective);
– remèdes particuliers (Actinium, tumertérone)...;
– augmentation de la résistance du système tissulaire immunitaire (Nierhans, sérothérapie tissulaire, Thomas);
– stimulation de la phosphorilation aérobie de la cellule cancéreuse (physiotron Solomides...);
– enfin les thérapeutiques psychiques.
Cette énumération donne une idée de la prolifération des traitements marginaux du cancer.
Une bonne présentation littéraire de la question a

été faite dans *Le Docteur Erickson* par Michel de Saint-Pierre; cet auteur expose l'histoire d'un jeune médecin que les thérapeutiques classiques ne satisfont pas en bien des domaines, particulièrement le cancer. Ce jeune médecin plein de flammes a contacté un groupe de chercheurs, pharmaciens, chimistes et médecins qui ont mis au point le D50, médicament d'une haute activité contre les colonies cancéreuses. Invité à un exposé de la méthode et de ses résultats, les chefs de service se dérobent et les assistants qu'ils envoient, pleins de doute systématique, refusent de voir les résultats cependant positifs qui leur sont présentés. Le Dr Erickson lui-même est contesté par ses confrères et menacé dans l'exercice de sa profession. Il est à la veille d'être traduit devant le Conseil de l'Ordre lorsqu'un chirurgien éminent et indiscuté atteint d'un cancer généralisé vient lui demander le secours de sa méthode.

Ce livre résume bien la question : des chercheurs, médicaux ou non, œuvrant hors des voies classiques, découvrent le remède d'affections incurables; la médecine officielle rejette systématiquement la médication en question ou refuse même de l'examiner.

Ce problème que nous avons appelé « des médecines parallèles » mérite examen. La première remarque est qu'aucune thérapie majeure n'a été découverte hors des voies classiques. On ne peut pas citer un médicament à l'action souveraine qui ne soit sorti de laboratoires officiels. Mais les médecines parallèles peuvent avoir des conséquences graves si, le malade suivant un traitement inopérant, elles l'empêchent d'être soigné sérieusement.

C'est un cancer dont la phase curable chirurgicalement est dépassée, c'est une cardiopathie qu'on a laissée sans soins efficaces... On note une heureuse évolution chez les auteurs de ces thérapeutiques discutées et discutables : de plus en plus, ils les proposent comme adjuvant des traitements classiques.

Un argument fréquemment employé en faveur des médecines parallèles est que beaucoup de découvertes capitales ont été faites par des non-médecins. L'exemple le plus fameux est celui de Pasteur. Fleming qui a découvert la pénicilline était un chimiste, Waksman qui a découvert la streptomycine était un ingénieur agronome. Mais tous avaient une haute formation scientifique. Des découvertes médicales faites dans ces conditions par des savants médecins nous tirons une conclusion, la phrase de Charles Richet : « C'est surtout aux confins des sciences que se font les grandes découvertes. »

Incidences psychologiques

Les motivations et les incidences psychologiques de la médecine parallèle sont intéressantes à étudier. J'ai participé à un débat sur le livre de Michel de Saint-Pierre que je viens de citer, *Le Docteur Erickson* : après les exposés objectifs et modérés des médecins (en particulier des cancérologues) conviés à cette réunion, la parole fut donnée à de non-médecins. Je fus tout de suite frappé par leur agressivité et leur ton passionnel. Ils mettaient réellement la médecine officielle en accusation : elle s'opposait à la recherche libre; par sa faute, des méthodes d'une efficacité certaine étaient écartées. Ils laissaient entendre que l'intérêt n'était pas étranger à cette attitude. Argument stupide, a-t-on jamais vu des médecins s'opposer à des médicaments efficaces : vaccin, antibiotiques, parce qu'ils leur enlèveraient des clients!

Le ton passionné de ces orateurs était curieux : ils ne discutaient pas, ils étaient sûrs de l'efficacité des procédés qu'ils présentaient, et admettaient mal qu'elle soit mise en doute. Cette attitude de certains esprits me paraît avoir plusieurs motivations : avant tout et surtout l'amour et la recherche du merveilleux et de ce qui sort des voies communes; l'attrait de ce qui non seulement n'est pas officiel mais s'y oppose; la supposition d'une conspiration du corps médical afin d'écarter les remèdes efficaces mais non orthodoxes par parti pris et peut-être par intérêt! Ce qui est bien mal concevable!

Une explication majeure est également la déception que cause l'impuissance de la médecine dans certains cas. Quand on vit soi-même un cas désespéré, on se tournerait vers n'importe quel traitement hors des voies de la raison.

Enfin la position absolue en faveur des médecines parallèles est, ne l'oublions pas, très généralement le fait de non-médecins et repose sur une solide ignorance scientifique. La guérison de cancers qui n'en sont pas est un des exemples les plus frappants. Dans la plupart des cas qui m'ont été rapportés, la preuve de l'origine cancéreuse de la lésion n'a pas été faite et il s'agit de phénomènes inflammatoires.

Nous avons insisté sur la méfiance qu'il convient d'avoir vis-à-vis des médecines parallèles; cependant, hors des voies tracées, un jour peut-être, un chercheur solitaire – par une chance incroyable ou par une inspiration extraordinaire – rencontra-t-il une découverte majeure? Contre le cancer en particulier, tous les coups sont permis. La position de Lucien Israël paraît un modèle : il ouvre son service aux thérapeutiques non classiques à condition qu'elles soient inoffensives et apportent la preuve de leur efficacité. La science officielle doit toujours rester méfiante mais doit garder les yeux ouverts et examiner objectivement.

Enfin une autre considération doit jouer, d'ordre psychologique cette fois. En présence d'un cas désespéré, lorsque tous les traitements ont été essayés et sont demeurés vains, lorsqu'une famille exprime le désir de confier son malade à une de ces thérapeutiques marginales, je pense que nous ne devons pas nous y opposer. Dans l'esprit du malade et de sa famille, c'est la tentative de la dernière chance. Je me suis opposé une fois, dans la phase terminale d'un cancer osseux qui s'était généralisé, à un traitement certainement inutile, mais dans l'esprit de ces braves gens, le doute est toujours resté d'une possibilité perdue.

Nous évoluons rapidement si nous n'y prenons garde vers les pratiques magiques des peuplades primitives. Bientôt, nous en serons au stade des grigris, des anneaux dans les oreilles et dans le nez, des talismans, etc. C'est aux organismes de la profession et en particulier au Conseil de l'Ordre – si décrié et si utile – qu'il appartient de mettre le holà et de trier le bon grain de l'ivraie. Il doit intervenir mais uniquement quand ces traitements sont nocifs. Là comme ailleurs doit régner la liberté.

Nous sommes en présence d'un fait : plus la puissance thérapeutique de la médecine augmente, plus ses moyens de traitement sont efficaces et se multiplient, plus nous assistons à une effervescence des médecines dites « douces ». Dans la diffusion et le succès de ces médecines douteuses, les médias ont un rôle de premier plan. S'il est vrai que certains journalistes ont une haute conscience professionnelle, d'autres agissent avec une incroyable légèreté. Sous le prétexte d'informer, ils se précipitent pour annoncer un traitement spectaculaire sans contrôler leur information auprès de gens qualifiés. C'est ainsi que, périodiquement, ils annoncent que le cancer est vaincu... Compte tenu du fort retentissement dans les esprits de ce qui est transmis par les médias, ces journalistes font là une bien vilaine besogne.

Pour ce qui me concerne, je crois que, quand le médecin joue bien son rôle, quand il comprend le malade et reste proche de lui, le recours aux médecines marginales est beaucoup moins fréquent car le malade exprime par là son besoin d'une autorité et d'une confiance. La confiance est un sentiment aveugle. Elle résulte de l'impression physique et psychologique que fait le médecin sur le malade. Il nous appartient de le soutenir et de mener le combat avec lui. A nous médecins, par notre comportement, de faire reculer l'empirisme.

J. J.

CHAPITRE 21

PROCÈS ET RESPONSABILITÉ PROFESSIONNELLE DU MÉDECIN

Le médecin est parfois traduit en justice pour erreur de diagnostic ou erreur thérapeutique, en somme pour faute professionnelle. Le traitement a été néfaste ou mal adapté; un dommage en a résulté pour le malade et ce dommage doit être indemnisé. Un procès est intenté au médecin par la famille ou par le malade lui-même qui s'estime victime d'une faute. C'est ce qu'il est convenu d'appeler un procès en responsabilité professionnelle. Le législateur s'est prononcé sur cette question par un article du code civil (article 1147) et deux articles du code pénal (314 et 320). En 1936, l'arrêt Mercier de la Cour de cassation a bien précisé « que le médecin a l'engagement envers son malade de donner des soins consciencieux, attentifs et conformes aux données de la science. Le médecin est soumis à une obligation de moyens de qualité mais non évidemment de résultats ».

Un corps étranger laissé dans l'organisme au cours d'une intervention constitue un sujet de choix pour le journaliste. Il alimente une des meilleures pages du journal. A plus forte raison, si ce corps étranger est de taille, comme cette semelle de Pauchet, plaque métallique qui n'a pas loin des dimensions de la main, qui fut oubliée dans un abdomen. Dans l'exposé journalistique de ce cas – malheureux et à vrai dire mal explicable –, rien n'a manqué : la reproduction de la radiographie le montrant dans l'abdomen, les commentaires adéquats, etc. Quant à la femme victime de ce dommage invraisemblable, elle fut la vedette du jour avec photo dans le journal et interview, et elle dut pendant quelques heures se croire une véritable vedette, faible consolation des souffrances subies.

Bien sûr, l'oubli d'un corps étranger au cours d'une intervention est une faute incontestable. Pour apprécier cette faute, il faut signaler cependant des circonstances atténuantes. J'en ai connu une.

Un maître de la chirurgie infantile, célèbre par sa minutie et sa conscience, est en présence d'un enfant atteint d'une péritonite appendiculaire. Il l'opère d'urgence. L'enfant est agonisant. Il n'a plus de pouls et respire précipitamment. Faire, avec les moyens de l'époque, une anesthésie profonde n'était pas imaginable. L'opération se déroule très gênée par la poussée des anses abdominales. L'abdomen est plein de pus, il jaillit en véritables flots dès l'incision de la paroi abdominale. La recherche de l'appendice est difficile. Celui-ci est gangréné. Son ablation, délicate, est cependant indispensable. Pendant toute l'opération, l'anesthésiste souligne la précarité de l'état de l'enfant. La tension est effondrée, il y a eu un arrêt respiratoire.

L'opération se termine par une mise en place d'un Mickuliez, ce drainage qui a sauvé tant de gens. C'est un grand sac d'étoffe empli de mèches. On ne sort de l'angoisse qu'au 8e jour. Deux mois plus tard, l'enfant, cicatrisé, rentre chez lui. Quelques mois après, il fait un abcès dans sa cicatrice, du pus s'écoule et une compresse s'élimine.

Les parents firent un procès au chirurgien, le gagnèrent et touchèrent une indemnité. Si, dans cette affaire, j'avais été le magistrat, j'aurais fait une condamnation symbolique et j'aurais dit aux parents combien il était indécent d'avoir traîné sur les bancs du tribunal l'homme qui avait arraché leur enfant à la mort dans de telles conditions.

Dans ce flot de pus, au milieu d'adhérences, au milieu d'anses intestinales agitées, dans cette anesthésie volontairement superficielle, dans la hâte imposée par l'état du malade, il est bien explicable qu'une compresse ait échappé au regard du chirurgien.

Voici un cas extrême mais, dans une chirurgie plus courante, le fait d'oublier un corps étranger, qui n'est jamais excusable, peut être parfois compréhensible.

Jean-Louis Faure, ce prestigieux chirurgien viscéral dans les années qui suivirent la guerre de 14-18, avait un jour invité un magistrat de ses amis à assister à une opération abdominale. A la fin de l'opération, il lui dit : « Vous avez suivi mon acte du début à la fin et vous êtes bien d'accord qu'il est impossible, sauf inattention grave, d'oublier un corps étranger. » Le magistrat convint qu'en effet, cela ne lui paraissait pas possible. A ce moment, Jean-Louis Faure sortit alors de l'abdomen deux ou trois compresses dissimulées derrière ce qu'il avait appelé, dans le discours au congrès de chirurgie qu'il présidait, « le rideau incessamment mobile de l'épiploon ». Le magistrat, impressionné, déclara qu'il devait atténuer sa rigueur lorsqu'il aurait à juger la responsabilité chirurgicale.

Certaines interventions sont des combats difficiles. Des difficultés imprévues et imprévisibles surgissent. J'ai eu un jour à faire à une hémorragie en nappe incoercible, lors du changement d'une prothèse de hanche dégradée. Seul un tamponnement a arrêté provisoirement ce flux de sang et, chaque fois que le tamponnement était enlevé, il reprenait. Il fallut la ligature d'une importante artère pour arrêter cette hémorragie qui prenait une allure très inquiétante. Je cite cette opération comme exemple d'une difficulté imprévue et aux conséquences graves ou mal contrôlables. Dans cet exposé sur un sujet particulièrement délicat il convient d'abord de déblayer le terrain en étudiant les deux cas extrêmes. Celui où la faute médicale est évidente, et celui où elle n'existe certainement pas. Un corps étranger oublié, un champ opératoire dans l'abdomen par exemple, est le type de la faute incontestable devant laquelle le praticien ne peut que courber la tête et s'incliner. La seule discussion porte sur l'importance du dommage à régler.

En cas d'oubli d'un corps étranger dans l'organisme, le chirurgien doit le reconnaître immédiatement et en informer loyalement son malade... Parfois, dans ces conditions, le patient accepte la réintervention immédiate qui le débarrassera de la compresse ou de la pince indésirable.

Cacher un tel fait au malade serait à la fois un abus de confiance et une maladresse. Ce qui, sur le moment, est réparable dans de bonnes conditions psychologiques et physiques conduit sûrement à la revendication et aux problèmes s'il y a dissimulation.

Dans le cas de la découverte d'un corps étranger oublié et méconnu de toute bonne foi par un autre médecin que le chirurgien, le devoir de ce deuxième médecin qui le découvre est double : le dire immédiatement à son malade, mais le dire de telle sorte qu'il atténue au maximum le ressentiment que celui-ci peut éprouver vis-à-vis du premier opérateur et afin qu'une solution amiable reste possible.

D'une manière générale, cette question des corps étrangers oubliés après intervention est dans le public une mine de plaisanteries... pas toujours très fines.

A l'opposé, voilà la séquelle mineure d'une fracture grave du membre inférieur : quelques douleurs, une légère limitation articulaire, un œdème le soir... C'est le minimum après une fracture sévère et aucun traitement n'aurait pu faire mieux. Les procès qui pourraient s'ensuivre sont relativement rares et résultent d'un état d'esprit qui tend malheureusement à se répandre : la médecine est toute puissante, elle ne doit pas connaître d'échecs ni d'imperfections dans ses résultats. Les médias, nous le verrons plus loin, sont dans une certaine mesure responsables de cette conception qui trace généralement un tableau déformé de la toute-puissance de la médecine.

Abordons maintenant le cas moyen où le résultat n'a pas été favorable et peut être discuté. La procédure est mise en route à la suite de la plainte du malade et des experts sont désignés.

Tout procès de responsabilité professionnelle comporte la désignation d'experts. Il est normal et indispensable que les magistrats s'entourent de l'opinion de spécialistes en la matière jugée.

Deux questions se posent : Les experts, eux-mêmes médecins, sont-ils vraiment impartiaux ou bien cherchent-ils à favoriser leurs confrères ? Les magistrats suivent-ils les experts médicaux ?

Pour avoir pendant trente ans conseillé la défense pour les cas osseux dans la plus grande assurance médicale en matière de responsabilité professionnelle, je suis en mesure de répondre oui à la première question. Dans l'expertise de cas que je connaissais bien, je n'ai jamais relevé de conclusions partisanes, mais toujours une réelle objectivité. D'ailleurs, le patient ou l'avocat qui mettrait en doute cette objectivité a toujours la ressource d'aller en appel.

Les magistrats suivent-ils les experts ? On peut répondre affirmativement : sauf exception, les magistrats se rangent à l'avis des experts médicaux.

Le plaignant est généralement flanqué d'un avocat. Devant les experts, les deux thèses sont exposées et les deux parties répondent aux questions des spécialistes commis par le tribunal. Les pièces à l'appui sont étudiées : radiographies, examens de laboratoire, courbes de température, etc. Parfois la confrontation est animée. De cette consultation, de cette confrontation, les experts tirent les éléments de leur rapport et leur conclusion.

Très clairement, le Dr Louis René, président du Conseil de l'Ordre des médecins de la Seine, marque la différence entre l'erreur et la faute, distinction fondamentale. Si le médecin se trompe en ayant fait attentivement et consciencieusement tous les examens nécessaires, il n'est pas sanctionnable. L'erreur est humaine. Mais si, à la base de cette erreur, il y a imprécision, diagnostic insuffisant, absence d'examen assez poussé, en résumé si toutes les données actuelles de la science n'ont pas été mises en œuvre, il y a faute et non erreur. C'est aussi le cas par des complications entraînées par la méconnaissance par le médecin du danger de certains médicaments. Certains antibiotiques lèsent le rein s'ils sont administrés de façon prolongée. Un jugement a condamné le praticien qui, ignorant cet effet, l'a ordonné à un malade, décédé d'une néphrite; c'est un jugement tout à fait justifié.

L'opinion de l'expert sera basée d'abord sur l'appréciation du sérieux des examens du praticien, de leur caractère systématique. Cette notion est plus importante encore maintenant que nous disposons de nouveaux moyens d'exploration qui permettent d'aller plus avant dans la découverte des causes.

En chirurgie, un autre facteur peut jouer encore. Exceptionnellement, une erreur d'ordre physique ou une maladresse peut causer un dommage. Une lésion vasculaire et surtout nerveuse peut être la conséquence d'un geste malheureux. Nombreuses sont les lésions postopératoires possibles, en particulier lors d'une intervention sur la hanche, sur le bassin ou au niveau du genou du sciatique poplité externe, ce nerf qui commande les muscles qui relèvent le pied. Il ne s'agit pas de section du tronc nerveux mais de traumatisme du nerf, par un écarteur par exemple. Beaucoup de ces lésions rétrocèdent, spontanément mais très lentement; quelques-unes sont définitives.

Le jugement ne tiendra pas compte des difficultés – souvent considérables – qui expliquent la lésion du nerf, pour ne considérer que le dommage causé et l'impotence partielle qui en résulte.

Dans un nombre appréciable de cas, l'accusation à laquelle est soumise le chirurgien est que ce dernier a opéré au-delà de ce qui au départ était prévu. Un chirurgien enlève une tumeur du bras. Elle était étiquetée « bénigne ». En réalité, elle se révèle être de nature cancéreuse et a envahi le nerf cubital. Entre deux dangers, l'opérateur choisit le moindre; il résèque le nerf cubital avec la tumeur car l'ablation isolée de celle-ci est physiquement impossible. Le patient porte plainte car il n'a pas été prévenu de cette éventualité, ni de ses conséquences : une paralysie de certains muscles de la main.

Devant cette lésion, dont la nature maligne était mal prévisible, fallait-il arrêter l'opération, attendre le réveil du sujet et discuter avec lui la décision à prendre? La question reste posée. Devant une complication imprévisible, l'intérêt du chirurgien est d'interrompre son acte pour être à l'abri de toute reproche d'absence du « contentement éclairé ». Est-ce celui du malade?

Telle est la question que pose l'incertitude de certains diagnostics et de certaines prévisions. Disons que le progrès des moyens d'exploration permettant de donner des diagnostics de plus en plus précis, ce type de cas va en se raréfiant.

Il y a dans l'action chirurgicale une zone d'incertitude. A l'opérateur, l'état local impose une autre décision que celle prévue. Lorsque cela est possible, le malade doit être averti qu'en cours de route l'opérateur peut être amené à changer de tactique. On ne saurait en faire grief à ce dernier, et le magistrat doit admettre cette possibilité en raison de difficultés majeures survenues à l'improviste.

Consentement éclairé. Cette notion est fondamentale. Elle ne veut pas dire que le médecin – et en particulier le chirurgien – soit tenu d'énumérer à son futur patient toutes les complications qui peuvent survenir, rares ou fréquentes. Celui-ci aborderait l'opération apeuré ou démoralisé. Le devoir du médecin est simplement de décrire dans les grandes lignes l'opération propre, ses modalités et son but puis d'évoquer les difficultés et la possibilité de résultat imparfait. Personnellement, je pense qu'il ne faut pas se montrer trop optimiste mais tenir dans ses propos une juste moyenne. Il faut bien, en regardant notre pratique quotidienne, constater combien il est difficile de faire comprendre à certains malades le type d'opération qu'on lui propose, ses difficultés, ses chances de succès, etc. Des radiographies lui sont montrées, des schémas; malgré un long entretien, la conclusion qu'il en tire est souvent déconcertante d'incompréhension... Pourtant, lors du procès, il arrive que le patient nie avoir été avant l'opération mis au courant des buts, des modalités de l'intervention et des résultats à attendre. Incompréhension ou mauvaise foi?

Certaines condamnations nous paraissent, à nous médecins, sévères. Le magistrat, dans le calme de son cabinet, a peut-être du mal à réaliser le rôle de chirurgien dans le feu d'une opération difficile. Entre les protagonistes de cette scène, il y a la différence qui existe entre le combattant de première ligne et l'officier d'état-major. Le premier – en l'occurrence le chirurgien – est au cœur de l'action. Il doit faire face à l'imprévu, à la complication brutale qui vient de modifier tout le paysage opératoire; la situation – parfois angoissante – qui surgit; l'hémorragie subite qu'il faut juguler. Parfois, c'est un os d'une fragilité rare qui se rompt alors que l'on place une prothèse fémorale et dont il faut avant toute chose rassembler les morceaux... Réellement, le chirurgien a des possibilités limitées de prévision. Rien de tel pour le magistrat. Il est l'officier d'état-major, et campe loin du front. Pour ce dernier, la responsabilité consiste – ce qui est certes lourd – en un problème de conscience et d'appréciation. C'est un combat intérieur. Rien ne peut l'atteindre dans son isolement. Il serait souhaitable que le magistrat se rappelle quelquefois cette métaphore qui pourrait l'inciter à une certaine indulgence.

Un principe a dominé jusqu'à présent la juridiction en matière de procès en responsabilité : le médecin est tenu à l'obligation de soins mais non à l'*obligation de résultats*. La discussion en cas de

210

procès porte donc sur la qualité des soins. Malheureusement, dans les faits, certains résultats ne dépendent pas de la thérapeutique employée. Ils échappent à des règles précises ou s'avèrent au-dessus des thérapeutiques. C'est la complication que l'on a appelée « la faute de personne ». Dans ces cas limites et éminemment discutables, il est arrivé que des tribunaux prononcent une condamnation que l'on pourrait appeler « sociale ». La faute ne peut être prouvée mais les conséquences de l'intervention sont dramatiques au point de vue financier : il s'agit d'un père soutien de famille, dont le seul salaire subvient à l'entretien d'une femme et d'enfants dénués d'autres ressources. Mais nous sortons là d'un problème de responsabilité professionnelle et plutôt que de mettre à contribution l'assurance d'un médecin non fautif ne vaudrait-il pas mieux, avant toute opération, prévoir une assurance « risque » ? Cette assurance serait une extension des « assurances individuelles-accident ». Deux inconvénients apparaissent immédiatement : avec quels fonds alimenter cette assurance ?

Le malade ainsi assuré ne va-t-il pas être tenté de recourir à l'indemnité possible. La mentalité est bien connue qui consiste à faire « payer l'assurance ». Cette dernière risque d'être submergée de demandes.

Il reste donc là un point discuté et discutable. A côté de ce chapitre de l'indemnisation à motif social et sans que l'on puisse retenir une responsabilité médicale, intervient un deuxième chapitre plus délicat encore « la *perte de chance* ».

Il y a une certaine tendance des magistrats – seulement ébauchée jusqu'alors – à présumer la faute sans en avoir la preuve. Éventualité très rare certes, mais qui heurte ceux qui, comme médecins, sont à même d'apprécier les rapports de cause à effet.

Un traitement est institué dont le résultat laisse à désirer. Ce traitement est rationnel, aucune faute ne peut être prouvée; cependant on peut supposer qu'un traitement différent aurait donné un meilleur résultat. Le traitement appliqué n'aurait pas donné au malade le maximum de chances de guérir. C'est une appréciation subjective, une estimation qui ne se base sur aucun fait solidement établi. Cependant, réparation est donnée par le tribunal. Le jugement rendu, au lieu d'être basé sur des faits, le serait sur des impressions et des suppositions.

Si la justice développait et accentuait cette orientation, nous passerions de l'obligation de soins à l'obligation de résultats, actuellement et heureusement contraire à toute jurisprudence. Ce serait là une notion scandaleuse contre laquelle s'inscrivent toutes les données scientifiques et pathologiques et qui supposerait la toute-puissance de la médecine, une toute-puissance dont nous sommes malheureusement bien loin.

Essayons maintenant de nous rendre compte de la mentalité du malade (ou de sa famille) qui intente à un médecin un procès en responsabilité : quelquefois, considérant le médecin comme gravement coupable, il est plein à son égard d'animosité. Dans une condamnation éventuelle, il voit surtout la sanction. Assez fréquemment, c'est plutôt une notion d'intérêt qui le pousse. Des relations, parfois des hommes d'affaires, lui ont fait miroiter des indemnités massives. Leur rôle n'est généralement pas désintéressé. Enfin, la publicité donnée dans les journaux à certains procès est pour beaucoup dans cet esprit de revendication. Les plaignants tendent à assimiler leur cas à ces causes retentissantes dont ils ont lu le compte rendu.

Dans ce cas, la plainte est souvent le résultat d'un manque de psychologie de la part du médecin. Au départ, par des propos trop optimistes, il a décrit un résultat trop brillant; résultat possible certes, mais non certain. Ensuite, le malade n'a pas été suivi avec suffisamment d'attention et d'assiduité. Une rupture psychologique s'est produite et n'a cessé de s'agrandir... Le malade a l'impression qu'il n'a pas été suivi avec toute l'attention désirable. D'autres facteurs entrent en ligne de compte : l'entourage, les publi-

212

cations des médias prompts à rendre le médecin responsable, le volume des indemnités souvent considérables, le fait qu'un procès en responsabilité ne comporte que pas ou peu de frais, ce qui pousse à le tenter.

Dans la réalité, rappelons les chiffres : en deux ans, les compagnies d'assurances ont eu à faire face à 6 000 attaques : 8,5 % ont été portées devant les tribunaux (484 affaires) avec 183 condamnations seulement contre 306 non-lieux. On note une nette évolution des litiges de responsabilité professionnelle vers des *transactions* avant procès.

On ne saurait que se réjouir du développement de cette procédure qui a pour elle la discrétion : elle évite au malade des frais et c'est psychologiquement moins pénible pour le médecin.

Le montant de l'indemnité accordée par les juges en cas de décès par faute médicale est parfois surprenant. Il y a quelques années la perte d'un enfant (par faute présumée d'anesthésie), fut évaluée à 90 millions de centimes. On comprend que la perte d'un père de famille, d'un fils soutien de sa mère seule et de ressources modestes, soit largement dédommagée, mais dans le cas cité, l'indemnisation visait un dommage purement moral et affectif. Si douloureux qu'il soit, ce chagrin a été indemnisé d'une façon assez choquante. Les parents ne se sentent-ils pas gênés de devoir un voyage ou l'achat d'un appartement à la perte de leur bébé? N'y a-t-il pas là quelque chose d'anormal? Un vieillard atteint d'une fracture grave du fémur, incontinent, à l'esprit égaré par moment, était en train de s'éteindre doucement. Une faute médicamenteuse accélère cette fin, de toute manière inévitable. Un procès a lieu où la famille présente des certificats décrivant le défunt comme particulièrement alerte et bien portant. Il s'est trouvé des médecins pour certifier un état physique et intellectuel favorable chez cet être déchu. La disparition, fâcheuse certes mais fatale de toute manière, a été évaluée par les magistrats à 15 millions de centimes. Cela pose à tout le moins la question d'une grande disparité dans la fixation du montant des indemnités. Ajoutons qu'une demande reconventionnelle est toujours possible qui peut aboutir à faire indemniser le médecin injustement attaqué.

A côté de la juridiction civile devant laquelle le médecin est amené dans un but de réparation monétaire, il peut être traduit devant la juridiction pénale. Celle-là sanctionne les délits. La faute professionnelle est donc là considérée comme un délit et la sanction est une amende et éventuellement une peine de prison. La faute pénale est une infraction à la loi mais souvent pour les magistrats se confond avec la faute civile. C'est en chirurgie et en anesthésie-réanimation que le spécialiste est exposé au maximum de revendications. Le montant des primes d'assurance l'atteste :

Chirurgien	14 000 francs
Anesthésiste	13 600 francs
Généraliste	735 francs

Il faut maintenant étudier les réactions psychologiques des médecins poursuivis. Le traumatisme est certain. L'expertise est pour lui une épreuve difficile même s'il possède d'excellents arguments et un dossier très bien étudié : tout cela se déroule dans une atmosphère très déprimante pour l'accusé. La relative fréquence des procès en responsabilité est importante. Louis René écrit : « On estime à 1 500 chaque année le nombre des médecins mis en cause; ce qui crée chez eux un climat d'angoisse très net. » Ce climat d'angoisse n'est pas sans retentir sur le comportement du médecin. Il en résulte un réflexe de défense qui, dans certains cas, entrave son action. Il tend à s'abriter derrière l'hôpital. Ainsi, quoiqu'il arrive, le médecin traitant est hors de cause si le transfert à l'hôpital a été suffisamment précoce. C'est à ce même réflexe de sécurité que l'on doit des examens trop nombreux, excessifs et inutiles. Incidence également de la crainte du médecin sur les prescriptions : abus des antibiotiques et d'autres médicaments pour qu'on ne puisse évoquer, en cas de complication, une insuffisance thérapeutique. Il ne faut pas exagérer les conséquences de la crainte chez le médecin de voir sa responsabilité mise en cause mais cette crainte existe et plus encore chez celui qui a déjà été l'objet de poursuites.

Ils sont de premiers plans, souvent le journal présente comme la version réelle des faits celle que donne le plaignant. La description des dommages causés par le médecin, ou supposé causés, touche parfois à la délectation surtout s'il s'agit d'une pince ou d'une compresse oubliée. La version des faits n'est que bien rarement rectifiée si la suite montre qu'elle était fausse. Il faut reconnaître que la presse est depuis quelque temps peu favorable aux médecins. Leurs fautes supposées ou réelles sont relevées avec éclat. Dans certaines occasions, la publication de gros chiffres d'indemnités excite l'imagination du malade, victime supposée, et le pousse à porter plainte.

L'augmentation annuelle du nombre d'affaires est faible. Nous sommes loin des mœurs américaines où la revendication des malades est monnaie courante. Aux États-Unis, de nombreux chirurgiens, cibles trop fréquentes des plaignants et de leurs avocats, reculent devant la responsabilité qu'entraînent des opérations hardies et nouvelles. Ils vont jusqu'à s'abstenir dans les cas très difficiles et cependant utiles d'opérations à haut risque de complication.

D'une manière générale le médecin et plus encore le chirurgien, dans sa pratique journalière, doit avoir une tenue précise de ses dossiers. Outre les comptes rendus opératoires détaillés, les observations cliniques minutieuses, les dossiers doivent comporter tous les examens qui ont été faits : feuilles de température, radiographies, examens de laboratoire, etc. Il n'est pas de meilleures armes pour sa défense, en cas d'attaque. De surcroît, en raison du coût très élevé des assurances de responsabilité professionnelle, il existe aux États-Unis des cabinets d'avocats et de juristes spécialisés qui suscitent les revendications et les soutiennent. Un de mes amis, orthopédiste éminent, avait soigné dans une famille américaine à Paris un enfant victime d'une fracture. Le résultat était bon. Les parents vinrent l'avertir qu'ils allaient l'attaquer en responsabilité mais qu'il n'interprète pas cela comme l'indice d'un mécontentement ni d'une hostilité quelconque. C'était seulement parce que leur conseil leur avait dit d'essayer de tirer profit de cette fracture. Ces gens ajoutaient que, si un autre de leurs enfants se cassait le bras, ils auraient encore recours à mon camarade!

Dans l'opinion des magistrats, les titres et qualité du médecin inculpé jouent un rôle et cela paraît légitime. Il est normal que l'on puisse penser que le praticien, qui a une grande expérience, dont la valeur a été sanctionnée par des nominations aux concours ou par le choix de ses pairs, soit considéré comme donnant à son malade le maximum de chances d'un traitement correct. Certains font de la chirurgie sans avoir la qualification qui sanctionne la fin des études. Le diplôme de docteur en médecine donne théoriquement en France toutes les possibilités thérapeutiques à ceux qui le possède. En pratique, rares sont ceux qui se hasardent hors de leur spécialité et au-delà de leurs possibilités. Il est certain, qu'en cas de procès, le praticien qui a provoqué un dommage sera mal placé pour se justifier et se défendre s'il n'a pas les titres adéquats. Au contraire, jouirait d'un préjugé favorable, le chirurgien ou le médecin hautement qualifié dont on peut croire qu'il a fait le maximum possible pour éviter une évolution malheureuse. J'ai participé à un colloque avec Georges Boyer-Chamard, éminent avocat auteur d'un livre sur la responsabilité professionnelle et le doyen Sabatier, grand spécialiste de cette question. Je m'attendais à un affrontement entre ces juristes et moi-même, et j'avais, si j'ose dire, fourbi mes armes et préparé une véritable contradiction... En réalité, je me suis trouvé dans une atmosphère sereine qui n'avait rien de défavorable au médecin. Nous tombâmes d'accord sur tous les points, en particulier sur une position contre la notion de « pertes de chances ».

Il est malheureusement trop fréquent de voir des revendications déclenchées par les propos malveillants d'un confrère qui constate en examinant un malade un résultat criticable. L'action en justice peut être tentée souvent très longtemps après l'opération. Un excellent chirurgien de pied valut aux compagnies d'assurances un certain nombre d'affaires par la légèreté de ses propos : « La technique qui vous a été appliquée ne se fait plus depuis trente ans, on aurait pu faire mieux, etc. » Je dois dire que les procès qui ont résulté de ces paroles imprudentes n'ont pas donné lieu à condamnation, mais ont valu aux inculpés des heures désagréables. Un jour, ce chirurgien à l'esprit si critique envers ses confrères fut lui-même attaqué en justice pour un mauvais résultat. Depuis ce jour, il a compris la réserve qui s'impose à chacun de nous devant le travail d'un confrère.

Un procès a parfois lieu plusieurs années après l'acte chirurgical ou médical incriminé. Les méthodes de traitement évoluent rapidement. Pour donner un avis éclairé, l'expert a donc le devoir de se reporter par la pensée aux techniques appliquées, non pas à la date de la plainte mais au moment où a été exécutée l'intervention. Quelquefois, en peu d'années, une opération de pratique courante est totalement abandonnée et peut même être jugée comme inadéquate. Un exemple assez remarquable est celui du traitement chirurgical des lésions des ménisques. Il y a trente ans, la doctrine était l'ablation totale du ménisque. Il y eut, à cette époque-là, des procès car les malades continuaient à avoir des troubles après l'intervention; ils avaient subi par un autre chirurgien une réintervention : celle-ci avait montré une corne ou une collerette méniscale restante. Les plaignants avaient eu gain de cause. Deux ans plus tard, changement complet de doctrine. Pour prévenir l'arthrose du genou qui se produisait souvent des années après la méniscectomie, on établit qu'il fallait enlever la partie lésée du ménisque seulement et laisser toute la périphérie de ce cartilage pour faire tampon lors des mouvements du genou. Il y avait donc eu là un changement radical de doctrine. Nous vivons actuellement une deuxième modification d'orientation : tout ménisque qui ne présente qu'une déchirure simple doit être suturé. On admettait comme règle absolue que le cartilage était incapable de cicatriser. Cependant un grand nombre de déchirures méniscales ont un trait franc et siègent dans une zone vasculaire du ménisque. Suturées, elles cicatrisent : c'est toute une chirurgie conservatrice du ménisque qui s'est créée. Avec une telle évolution de la doctrine et des techniques, on conçoit que l'expert qui fonderait son opinion sur une intervention faite quelques années auparavant, en jugeant avec le point de vue actuel, ne donnerait pas des conclusions équitables : ne jugeons pas le passé avec les yeux du présent.

Pour conclure

Quelques notions se dégagent de cette étude que nous avons voulu brève et schématique :

– Pour qu'il y ait condamnation il faut qu'il y ait faute.

– Le médecin est tenu à une obligation de moyens et non de résultats.

– Sauf exception et de notre point de vue – médical – les jugements sont justes et reflètent la réalité.

– La sévérité de certains d'entre eux et le fait que les conclusions sont parfois surprenantes pour nous médecins sont l'exception.

– Le nombre des plaintes annuelles augmentent peu depuis deux ou trois ans.

– Sauf dérive, improbable d'ailleurs, vers la notion de « perte de chance », on peut dire que les questions de responsabilité professionnelle sont traitées en France en justice.

J. J.

CHAPITRE 22

L'ENFANT QUI A PERDU
DROIT DE DOMICILE

Antoine n'a plus de chez lui. Pour sa convalescence, après une opération, on l'envoie dans une maison de rééducation ou de cure. Il est rétabli. Il pourrait rentrer à son domicile mais les parents demandent que l'on prolonge son séjour. Que s'est-il passé? Il s'agit d'une famille petitement logée : la mère travaille dans la journée et, le soir, fait face aux besoins de tous. Sa tâche est lourde et elle éprouve inconsciemment un allègement, un soulagement de l'absence d'un membre de la famille. Et puis, l'enfant est bien traité, bien surveillé. Il vit dans de bonnes conditions matérielles et cela suffit à effacer la petite gêne que l'on peut éprouver d'avoir été les instigateurs de ce nouveau séjour dont on sait bien qu'il n'était pas indispensable. Souvent, quelque temps après le retour à la maison, on trouve un prétexte pour un nouveau « placement », suivant l'expression consacrée.

J'ai vu, quand j'avais la responsabilité du service de chirurgie orthopédique de l'hôpital des Enfants-Malades, beaucoup de ces petits qui avaient littéralement perdu droit de domicile et qui erraient une grande partie de l'année d'établissement en établissement. Les médecins, peu soucieux de ces cas et pressés, signaient la feuille de départ. L'assistance sociale, peu vigilante ou inconsciente de la responsabilité qu'elle prenait en enlevant l'enfant à sa famille, établissait le dossier. Au passage de l'enfant au foyer, un habit neuf, un jouet, quelques baisers et les parents pensaient avoir accompli leur devoir. Ils le laissaient repartir avec une bonne conscience. C'est ainsi qu'Antoine ne fait plus dans sa famille que de rares séjours.

Son histoire n'est malheureusement pas exceptionnelle. Cependant, dans son cas – exemplaire – il n'y avait pas de lésions graves ou évolutives nécessitant des soins assidus. Le traitement des scolioses est un exemple intéressant de cette tendance à l'hospitalisation prolongée. De la tradition des hôpitaux où l'on traitait la tuberculose osseuse avant la guerre (affection dont la guérison demandait des années) est restée la tendance à envoyer pour des séjours prolongés dans des maisons de soins des malades qui n'en avaient pas besoin. J'ai toujours renvoyé chez eux les malades opérés de la scoliose dès le 15e jour après l'intervention. Les récents progrès dans cette chirurgie (dus à Cotrel et à Dubousset) le permettent puisqu'un plâtre n'est même plus nécessaire après l'opération. Pour d'autres affections également, la chirurgie orthopédique actuelle va dans ce sens : réduire au maximum l'arrêt de la vie normale et la longueur des séjours hospitaliers. Le système de santé français permet (et c'est à son honneur) de disposer pour les enfants de possibilités multiples de séjour dans des établissements de toutes sortes : aérium, préventorium, sanatorium, centre de rééducation, etc., sans compter les colonies sanitaires de vacances. L'accès en est facile, sur simple certificat médical. Le séjour y est gratuit. Il est peu de pays où la protection de la santé ou son rétablissement soit organisé d'une manière aussi large. Une telle facilité a une contrepartie : elle est utilisée abusivement par certaines familles. Aucune considération matérielle ne doit jouer quand il s'agit de la santé, mais on peut cependant souligner l'économie non négligeable que ferait le budget social si l'on supprimait tous les séjours non motivés dans les établissements de soins.

Très différents du cas d'Antoine sont ceux d'enfants malades très sérieusement cette fois; par exemple, des infirmes moteurs et cérébraux. Je distingue par expérience trois attitudes familiales différentes. C'est d'abord celle du rejet total : la famille unanime s'accorde pour placer l'enfant de façon permanente dans un établissement adéquat. C'est souvent le cas de débiles profonds qui ont une vie végétative et une connaissance pratiquement nulle de ce qui les entoure. On ne saurait vraiment blâmer ceux qui s'éloignent de cet être à vie végétative et affecté sur le plan pratique de graves inconvénients : dépendance totale, incontinence, etc. Il y a des cas douloureux où le maintien au foyer d'un débile a écarté les autres enfants.

Dans un deuxième groupe se trouve le cas très pénible de la famille divisée. Les uns, la mère surtout, veulent maintenir au foyer tel enfant arriéré, mais qui a tout de même une connaissance de ce qui l'entoure. Il a une personnalité diminuée mais réagit à sa manière aux influences extérieures. On note de petits progrès; avec un appareillage, on commence à le faire tenir debout. Je songe à une petite fille de sept ans, certes très amoindrie au point de vue intellectuel mais qui cependant comprenait quelques mots et faisait des efforts pour parler. Je l'avais opéré d'une hanche et, appareillée, elle se tenait debout. La mère soignait cette enfant avec un dévouement magnifique. Elle mettait tout en œuvre (kinésithérapie, appareillage) et surtout vivait avec la petite fille, lui parlait. Par tous les moyens, elle essayait d'augmenter et de guider ce qu'elle avait d'intelligence. Cette mère se heurtait au père et à la sœur qui, eux, souhaitaient l'éloignement de l'enfant. Inutile de dire avec quelle vigueur j'ai soutenu la position de cette femme au comportement si émouvant; finalement nous avons eu gain de cause.

Enfin, dans un troisième groupe, l'existence d'un être diminué a soudé la famille. Tous se sont retrouvés auprès de lui, attachés à la tâche commune de le soigner, de le guider, de le soutenir. J'ai connu dans une maison très rustique une famille de gens de la terre – le père, la mère, deux fils, une sœur –

grands, vigoureux, actifs. Ils entouraient de leur tendresse une petite sœur de six ans, ravissante d'ailleurs, qui n'était pas douée de la parole mais se déplaçait très bien et très vite à quatre pattes. Elle était capable d'un certain degré de conscience et de réactions affectives évidentes. Cette famille s'arrangea pour que, toute la journée, l'un d'eux soit auprès d'elle. Désireux de les aider, j'emmenais un jour cette petite fille aux Enfants-Malades. Elle fut montrée à une spécialiste de neurologie infantile qui l'examina et me rapporta ses conclusions : le quotient intellectuel de l'enfant se traduisait par des x et des chiffres. Datée de plus de science que de bon sens et d'humanité, cette neurologue préconisait de mettre l'enfant dans une institution tout en avouant qu'on ne pourrait pas grand-chose pour elle. Je me rappelle le geste de la mère enveloppant la fillette de ses bras : « Si nous la séparons de nous, elle sera perdue et elle souffrira », me dit-elle en partant.

Cet attachement extraordinaire, pour des êtres diminués, je l'ai observé souvent. J'avais examiné un homme de trente ans dont je connaissais la famille : son aspect était lamentable et un peu effrayant. Il parlait par grognements et se déplaçait péniblement. J'avais donné quelques conseils pour la rééducation, sans illusion toutefois sur les résultats à attendre. Un an plus tard, il meurt d'une affection intercurrente. J'ai vu le désespoir de la mère dont l'attachement à ce pauvre être était en proportion des efforts qu'elle avait déployé pour lui et des peines qu'il lui avait causées. Le même sentiment animait cette kinésithérapeute qui fit un exposé dans un congrès que je présidais. Elle montrait dans un film comment elle avait lentement, patiemment, réussi à faire construire à une petite fille de six ans une pyramide avec des cubes. Cet effort si patient pour un résultat si faible mais loin d'être ridicule avait quelque chose d'émouvant et je ne manquais pas de le dire. Il est impensable que tous ces dévouements soient vains.

Et l'enfant dans tout cela ? Que pense-t-il ? Quand il s'agit d'un enfant normal qu'une maladie temporaire a abusivement écarté du foyer familial pour de longues périodes, quelles peuvent être ses réactions ? Au début, la présence de petits camarades le distrait parfois. Mais vite, il prend la mentalité d'un exilé, il perd le contact avec les membres de sa famille et restera marqué à tout jamais.

Je pense quelquefois à ce qui peut se passer dans le cerveau de ces petits enfants avant qu'ils ne s'endorment loin de chez eux dans la grande salle anonyme d'une maison de convalescence. Pour ceux d'entre eux qui ont une conscience limitée, on constate une distinction très nette entre ceux qui sont en permanence dans des établissements spécialisés et ceux qui restent au milieu des leurs. Si bien soignés soient-ils, rien ne vaut mieux pour leur réadaptation, la tendresse de la mère et la chaleur d'une famille. Mais je me suis souvent posé avec angoisse la question de savoir ce que deviendraient ces êtres dépendants après la disparition de leurs parents. Ils devront être pris en charge par un établissement ou une œuvre puisqu'ils n'ont pas d'autonomie.

En fait, les sujets sans évolution psychique et intellectuelle ne vivent pas très vieux. Et, s'ils survivent à leurs parents, leur deuil est un choc psychologique terrible. Toute la structure de leur vie affective et pratique est détruite.

Un autre argument corrobore la thèse de la supériorité de l'encadrement familial sur les organisations extérieures. A deux reprises eurent lieu à l'Académie de chirurgie des exposés sur le traitement des fractures du col du fémur chez le vieillard. Mon ami, le Professeur Jean Debeyne et moi-même, avons insisté sur la différence de pronostic entre le vieillard qui partait dans un établissement de convalescence ou du troisième âge et celui qui rentrait dans sa famille. Ce dernier retrouve son cadre familier et ses habitudes de toujours et son rétablissement est autrement plus rapide et d'une autre qualité.

J. J.

CONCLUSION

BIG DOCTOR
ou l'ordre des médecins

« Considérant que l'ignorance, l'oubli ou le mépris des règles de l'hygiène sont les seules causes des maladies du public, déclarons... »

Le déficit de la Sécurité sociale avait atteint de telles proportions que le pays s'inquiéta. Il n'y avait plus d'argent ni pour conduire les techniques les plus complexes et les plus coûteuses de greffe d'organes et de replantations fœtales, ni pour assurer les soins quotidiens et multiples nécessaires aux gens du troisième âge et du quatrième âge, ni pour payer les arrêts maladies de ceux qui continuaient à confondre le droit à la santé avec celui de prendre des vacances.

Il ne pouvait être question d'augmenter les cotisations. Les partenaires sociaux menaçaient de plonger le pays dans la grève générale s'il était touché aux droits acquis. Le seul moyen était donc de diminuer le nombre de malades et la gravité des maladies. Des expériences limitées avaient eu lieu, au moins en France. Des vaccinations avaient été rendues obligatoires et le succès de cette prévention démontré par la diminution des hospitalisations dans les services de pédiatrie. Par contre les nombreuses tentatives de prévention des grands fléaux sociaux s'étaient pratiquement traduites par des échecs plus ou moins retentissants. Le pouvoir politique passa donc les

225

leviers de commande aux médecins. La notion de droit à la santé fut remplacée par celle du devoir à être en bonne santé. Être malade par sa faute devenait un délit. Le pays fut mis à l'heure médicale par voie... d'ordonnances.

En quelques mois une législation complète comprenant la réglementation et les peines encourues fut instaurée. Les effectifs de la police furent doublés de façon à aider à faire régner l'ordre des médecins.

Le premier combat fut mené contre l'alcoolisme. En ville comme à la campagne furent mises sur pied des équipes munies de détecteurs d'alcoolémie. Tout citoyen (ou citoyenne) surpris avec un taux d'alcool excessif dans le sang fut fiché. Le système était simple. Tout assuré social étant muni d'une carte individuelle à mémoire, il suffisait de noter l'acte délictuel. Très vite il devint possible de rechercher les incidents antérieurs du même genre. Après cinq infractions, le patient devait passer un mois dans un centre de désintoxication. Si l'intoxication éthylique avait déjà fait quelques ravages sur son organisme le malheureux était alors tatoué de façon invisible à l'œil nu mais facilement détectable par les tenanciers de bistro et marchands de spiritueux. Obligé de placer la face dorsale de la main droite sous un appareil un peu semblable à celui qui permet de déceler les faux billets, notre tatoué ne pouvait consommer que des eaux minérales ou des jus de fruits. Trouvé le verre d'alcool ou la bouteille à la main par une patrouille il était alors, comme récidiviste, condamné à des peines de prison-hôpital variant avec les chiffres biologiques obtenus après examen de son sang. Bien entendu il lui était interdit de conduire une automobile, une moto et même un vélo. Placé en arrêt de travail sans solde il ne pouvait espérer récupérer son emploi qu'après un an d'abstinence sans rechutes. Les incorrigibles étaient envoyés dans des camps de redressement. Si après plusieurs années d'endoctrinement leur soif d'alcool restait intacte, ils étaient alors gavés d'alcool et ne tardaient pas à mourir à des prix défiant toute concurrence.

Le combat contre le tabac fut rondement mené. Les bureaux de tabac furent réduits à vendre des vignettes en automne et des timbres toute l'année. Tout sujet surpris avec une cigarette, un cigare ou une pipe était immédiatement conduit dans les services d'urgence de pneumologie. Là, il subissait un examen de ses bronches par endoscopie. Sans être particulièrement douloureux cet examen était suffisamment dissuasif pour que la vue d'un citoyen fumant devienne un spectacle absolument exceptionnel. Les voitures de police, les ambulances et des véhicules sanitaires légers furent équipés de détecteurs de fumée de façon à pouvoir surprendre soit en milieu urbain soit à la campagne, de jour ou de nuit, le pétuneur. En cas de survenue de cancer du poumon, le patient n'était pris en charge que s'il n'avait pas été pris en faute. Fumer devint très vite un plaisir plus coûteux que le golf et réservé aux riches.

Les problèmes posés par une alimentation inadéquate furent résolus par l'obligation d'un check-up (et non pas un ketchup comme le crut un moment ma gardienne d'immeuble) mensuel. Les chiffres obtenus furent portés sur la carte de Sécurité sociale. Grâce à un programme rapidement mis au point, chaque assuré pouvait en introduisant sa carte dans son minitel connaître la ration nécessaire, suffisante et adéquate pour la journée. Dans les restaurants, l'ordinateur de la caissière crachait immédiatement le menu type diététique correspondant à la carte de l'assuré, introduite dès l'arrivée. Malheur à celui qui serait surpris par une patrouille médico-policière en train de dévorer une ration alimentaire quantitativement ou qualitativement inadaptée. Un impôt frappait par ailleurs les obèses proportionnellement aux kilogrammes excédentaires. En cas de non-paiement l'hospitalisation obligatoire durait aussi longtemps que l'obtention du poids idéal.

Les activités de plein air, les sports étaient certes

encouragés mais après examen médical. Pas question de jogger après un certain âge ou avec un cœur incertain. L'exposition excessive au soleil sur les plages fut interdite. Une amende particulièrement lourde frappait les visages bronzés. La survenue d'un cancer cutané de la face était considérée comme une rupture de contrat chez ces imprudentes. Son traitement était à leurs frais.

Les maladies sexuellement transmissibles furent ensuite pourchassées avec rigueur. Citoyens et citoyennes furent astreints aux examens réguliers que la Troisième République réservait aux prostitués. Ce terme disparut rapidement d'ailleurs car il était médicalement inadéquat. La liberté des mœurs permettant une fréquence considérable des actes sexuels même à un très jeune âge la question de savoir si l'acte était gratuit ou non perdait son importance. Le seul problème était la présence ou l'absence de maladie transmissible.

Le nombre de contrôleurs nécessaires était si important que les problèmes du chômage furent en partie résolus. Mais malgré une diminution considérable du nombre de malades, les défenses ne baissèrent pas dans la même proportion. Plus grave fut la prise de conscience populaire. « La liberté est d'abord le droit de mal faire » dirent bientôt les calicots des manifestants. Puis ce fut rapidement le « droit à la maladie » qui fut revendiqué avec violence...

Je me suis réveillé à ce moment-là charmé de voir au pouvoir... les politiques.

R. V.

TABLE DES MATIÈRES

*Cet ouvrage a été réalisé sur
Système Cameron
par la SOCIÉTÉ NOUVELLE FIRMIN-DIDOT
Mesnil-sur-l'Estrée
pour le compte des Éditions Arthaud
le 18 février 1987*

Imprimé en France
Dépôt légal : novembre 1986
N° d'édition : 1780 – N° d'impression : 6359